I0035101

TABLEAU

DE

AMOUR CONJUGAL.

II

68

53

IMPRIMERIE DE VOGLET, A LA FLÈCHE.

TABLEAU

DE

L'AMOUR CONJUGAL,

PAR NICOLAS VENETTE,

Docteur en Médecine;

NOUVELLE ÉDITION, ORNÉE DE GRAVURES.

TOME SECOND.

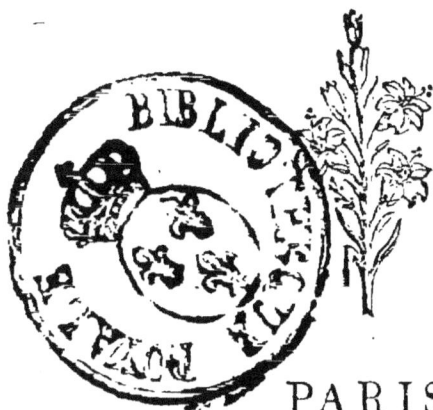

BIBLIOTHÈQUE ROYALE

PARIS,

À LA LIBRAIRIE DU LIS D'OR.

VAUQUELIN, libraire, quai des Augustins, n° 11.

1815.

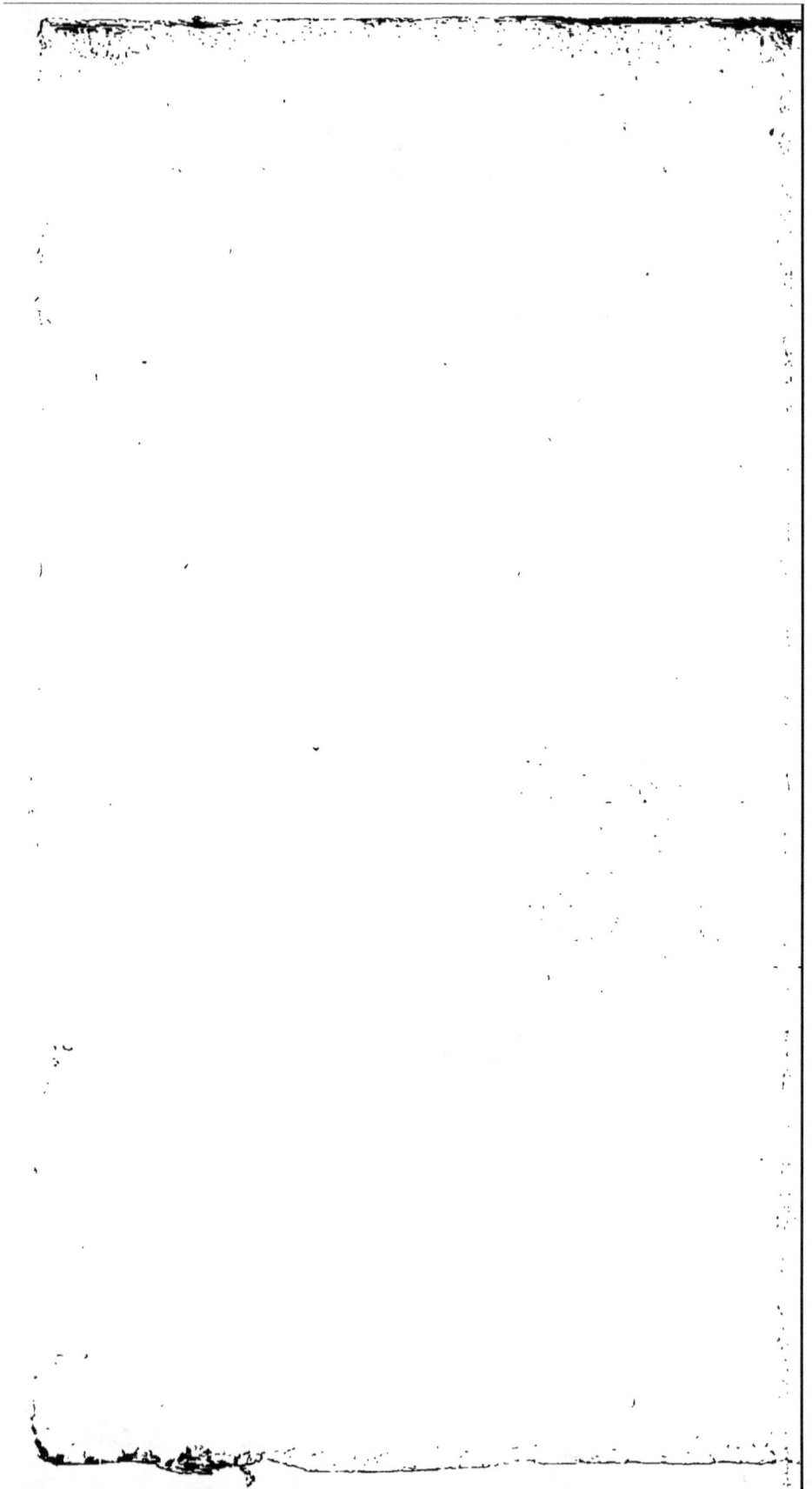

TABLEAU

DE

L'AMOUR CONJUGAL.

SECONDE PARTIE.

CHAPITRE V.

En quelle saison on se caresse avec plus
de chaleur et d'empressement.

Les opinions sont si différentes sur cette
matière dans les livres des auteurs, et par
le rapport des hommes à qui j'en ai parlé,
qu'il me semble impossible de résoudre
d'abord cette question, sans distinguer auparavant les climats et les saisons, sans
prendre garde à l'un et à l'autre sexe, et
sans faire réflexion sur l'âge, sur le tempérament et sur la coutume des hommes.

II.   A

La chaleur est si différente, selon la variété des climats, que les effets qu'elle produit dans les corps ne sont pas semblables.
Les Espagnols du royaume de Grenade ont
des mœurs très-éloignées de celles des Hol-
landais, par la distance des lieux qu'ils ha-
bitent, et par la différence de la chaleur
qui les échauffe : et l'on ne peut douter que
la passion de l'amour ne soit plus violente
dans les uns que dans les autres. La chaleur
excessive de l'air est ordinairement la cause
de la bile et de la violence de nos inclinations : elle ouvre aisément les pores, pour
s'insinuer dans le corps ; elle élargit les conduits pour faire couler plus fortement les
humeurs ; elle échauffe les parties qui sont
froides par leur propre tempérament, au
lieu que la froideur, c'est-à-dire la chaleur
modérée de l'air, fait tout le contraire ; elle
produit de la pituite, qui cause ensuite des
effets tout opposés.

Vénus ne veut que des personnes vigou-
reuses pour exécuter ses ordres. Les jeunes
gens sont trop mous et trop scrupuleux
pour cela ; et les vieillards trop foibles et
trop timides : il en faut d'un âge médiocre,
depuis vingt-cinq jusqu'à quarante-cinq
ans, pour s'acquitter parfaitement de leur

devoir. Parmi tous ces âges, il faut encore choisir ceux qui sont d'un tempérament chaud et sec, et dans lesquels la bile ou la mélancolie chaude domine, et, avec tout cela, qui soient fermes, hardis et amoureux.

Les médecins disent que la coutume est une seconde nature : en effet, ceux qui ont accoutumé de jouir souvent des voluptés du mariage ont les conduits de la génération plus ouverts, et les parties plus grosses et plus larges que ceux qui, dans les déserts et dans la solitude, ne voient de femmes qu'en songe. J'en prends à témoin l'empereur Néron, sous le nom d'Eucolpe, et le chevalier Claude Sénecion, sous le nom d'Actyle, à qui l'amour réitéré avoit fait de si grosses parties qu'on les distinguoit par-là des autres hommes, au rapport de Pétrone.

La rétention des règles et de la semence ne cause pas tant de désordres aux femmes, après avoir souvent joui des plaisirs de l'amour, qu'elle leur en cause auparavant. Les esprits et le sang, à force de passer dans les parties secrètes de l'un et de l'autre sexe, y entretiennent une chaleur qui les dilate; au lieu que dans les parties naturelles de ces

vénérables ermites, et de ces bienheureuses
vierges, à peine y a-t-il des conduits qui
y portent des esprits pour les vivifier, et des
vaisseaux qui y conduisent du sang pour les
nourrir, ainsi que les observations d'anatomie nous le font connoître.

Nous avons fait voir que le tempérament
de l'homme est différent de celui de la
femme; que l'homme, à parler en général, est chaud et sec; qu'il est plein de bile
et de mélancolie, et qu'il a d'ailleurs une
âme intrépide, un corps ferme, resserré et
endurci. On sait aussi que la femme est
froide et humide, c'est-à-dire moins chaude
que lui; que le sang et la pituite sont les
deux principales humeurs qui dominent
dans son corps, et qui le rendent poli,
mollet et délicat.

Les saisons ne sont pas réglées par les
médecins comme par les astrologues : elles
n'ont pas un temps limité, selon le sentiment des premiers, ni un certain nombre
de jours qui les déterminent; il n'y a que
la chaleur et le froid qui leur imposent des
bornes. Le mois de septembre sera l'automne, quand il fera un temps inconstant
et tempéré; l'été, quand la chaleur se fera
ressentir avec excès : l'hiver ne sera quel-

quefois que d'un mois, la rigueur du froid
n'étant excessive que pendant ce temps-là;
et le printemps en durera quatre, la douce
température de l'air se faisant connoître
pendant un long espace de temps : ce sont
donc ces deux qualités premières qui règlent
principalement les saisons, et non un nombre déterminé de jours.

Nos corps reçoivent de l'air, sans pouvoir nous y opposer, les différentes qualités
qu'il communique : s'il est froid ou chaud,
rude ou tempéré, il fait une telle impression
sur nous, que nous en devenons sains ou
malades, selon les divers états où l'on se
trouve quand on le respire, et que l'on en
change.

Cela étant ainsi, il me semble que l'on
peut maintenant répondre à la question
proposée, et concilier en même temps tous
ceux qui ont eu sur cette matière des sentimens différens. Je ne m'arrêterai point ici
à en citer les passages, ni à en faire la cri-
tique. Ce seroit une chose trop embarras-
sante, et pour les autres et pour moi-même.
Je me contenterai seulement de dire ce que
je pense sur les différentes émotions amoureuses que nous avons dans chaque saison
de l'année; et j'examinerai avec quelle ar-

deur un homme et une femme se caressent,
plus dans un temps que dans un autre.

La chaleur excessive de l'été nous épuise
et nous affoiblit tellement, que nous ne
sommes pas alors capable d'entreprendre
une affaire où il y a beaucoup à travailler :
témoins en sont les habitans du Midi, qui
naturellement sont si lâches et si paresseux,
qu'ils aiment mieux demeurer incessamment dans l'oisiveté, que de ménager une
affaire qui peut leur causer un peu de peine.

L'excès de la chaleur des mois de juillet
et d'août, joint à notre complexion bouil-
lante, détruit notre chaleur naturelle, dissipe nos esprits et affoiblit toutes nos parties : elle produit beaucoup de bile et d'excrémens âcres, qui ensuite nous rendent
foibles et languissans. Si nous voulons alors
nous joindre amoureusement à une femme,
nos forces nous manquent aussitôt ; et bien
qu'au commencement la passion nous en
fournisse assez pour faire quelque effort,
nous ressentons néanmoins, bientôt après,
des foiblesses et des épuisemens extraordinaires qui nous empêchent d'être vaillans;
et si nous voulons nous affoiblir tout-à-fait
et nous créer des maladies, nous n'avons
alors qu'à caresser souvent une femme.

Au contraire, les femmes sont beaucoup plus amoureuses pendant l'été; leur tempérament froid et humide est corrigé par les ardeurs du soleil; leurs conduits sont plus ouverts, leurs humeurs agitées, et leur imagination plus émue. C'est en ce temps-là que quelques-unes sollicitent plutôt les hommes qu'elles n'en sont sollicitées, et qu'une nudité affectée de leur part nous fait aisément connoître qu'elles meurent d'envie d'éteindre le feu que la nature a allumé dans leur sein.

En vérité, ces passions amoureuses sont mal partagées! Pendant que les femmes sont ardentes, nous sommes languissans; leur passion ne commence pas plutôt à paroître, que la nôtre se dissipe, comme si la nature vouloit nous montrer par-là que l'excès de l'amour est tout-à-fait contraire à la santé des hommes.

L'automne, qui dure ordinairement peu, est plus propre pour nous à l'exercice de l'amour : bien que l'air en soit chaud et sec, il est pourtant tempéré par la fraîcheur des nuits et par l'inconstance de la saison. Les hommes ne sont pas échauffés en ce temps-là, et leur chaleur naturelle est un peu plus forte. La dissipation ne s'en fait pas sitôt, leurs pores n'étant pas alors si ouverts. Cependant, parce qu'il y a peu de temps que nous sommes sortis des ardentes chaleurs de l'été, et que nous sommes tout affoiblis par des indispositions fâcheuses, qui arrivent dans l'automne, il faut avouer que nous ne sommes encore guère en état de faire de grands efforts dans les caresses des femmes.

Je n'en ose pas dire autant d'une jeune fille. La chaleur qu'elle a contractée dans le cœur par la violence de l'amour, et celle que l'air chaud de l'été précédent lui a communiquée, ne s'éteignent pas sitôt ; son tempérament n'est pas refroidi, et le mouvement de ses humeurs n'est pas appaisé : c'est une mer agitée dont le calme ne peut paroître que long-temps après la tempête.

L'hiver est incommode par ses glaces, ses neiges et ses pluies froides ; nous en sommes vivement touchés, et nos parties amoureuses, qui sont exposées au-dehors, en ressentent souvent de si fâcheuses atteintes, que si, dans le septentrion, on n'avoit soin de les couvrir avec des fourrures, on courroit risque de les faire couper et de perdre ensuite la vie. Parce qu'elles sont d'un tempérament froid et sec, et qu'elles

sont échauffées que par les esprits qui y
it portés en abondance, je ne m'étonne
s si elles se retirent vers le ventre, pour
conserver par la chaleur qu'elles y ren-
ntrent. C'est en hiver que nous faisons
aucoup de pituites et de crudités ; et bien
e nous ayons plus de chaleur naturelle
'en été, nous ne laissons pas, dans cette
son, d'être presque aussi lents que dans
itre.

Ce n'est pourtant pas ce que pensent plu-
urs, qui croient que l'hiver est une saison
l'on se caresse avec le plus d'ardeur et
passion ; car, disent-ils, nous mangeons
rs beaucoup plus, nous sommes plus
les, et notre chaleur naturelle semble
a beaucoup plus forte.

Si ceux qui raisonnent de la sorte pren-
at l'hiver pour une saison tempérée et
mpte de grands froids, ainsi qu'il arrive
ns les pays du Midi, je serois sans doute
leur sentiment; mais s'ils vouloient qu'un
édois, qui est près de cinq mois dans les
ces et dans les frimats de son pays, eût
as l'hiver des empressemens amoureux,
ne saurois souscrire à cette pensée. Cet
mme, quelque vigoureux qu'il fût, est

I.   B

si pénétré de froid, que Vénus, que les poètes ont cru être faite de la partie la plus chaude des eaux, ne sauroit l'exciter, ni lui faire naître dans le cœur aucune ardeur amoureuse.

Les femmes sont encore plus languissantes que nous en hiver : leur tempérament froid le devient plus encore ; et l'amour ne s'est jamais si bien fait connoître parmi elles dans les contrées du Septentrion que dans celles du Midi : toute la nature est en ce temps-là en repos, pas une plante ne se dispose à la production, et les arbres ne nous donnent presque aucune marque de vie.

Il n'y a que le printemps qui nous inspire du courage et de la vigueur pour l'amour ; mais c'est ce beau printemps qui n'est plus accompagné de gelée ni de frimats ; c'est dans cette aimable saison que toute la nature, par son vert et par ses fleurs, ne respire que production : alors le sang bouillonne dans les veines de l'un et de l'autre sexe ; et, sur le gazon, nous contons souvent notre martyre à une belle, pendant que le rossignol conte le sien à l'écho des forêts.

Nous ne manquons alors ni de disposition ni de matière pour satisfaire notre passion

autant de fois qu'elle nous excite. Nous faisons assez de sang pour nous soutenir dans
l'exercice amoureux, et l'air froid ne nous
empêche plus d'agir avec liberté : tout nous
inspire de l'amour ; il n'est pas jusqu'aux
oiseaux et aux insectes qui, dans le mois
de mai, ne se caressent avec plaisir. L'a-
mour qui se fait ressentir en ce temps-là
plus que dans un autre est peut-être la cause
de ce que l'on dit ordinairement, que les
enfans engendrés au mois de mai sont le
plus souvent tous hébêtés : on y va alors
avec trop d'ardeur, et les efforts trop souvent réitérés sont sans doute la cause des
défauts qui se remarquent aux enfans qui
sont produits en ce temps-là. C'est pour
cela sans doute que les Romains défen-
doient avec tant de sévérité de faire des
noces au mois de mai, et que, dans ce même
mois, ils faisoient fermer tous les temples
pendant que l'on célébroit les fêtes Lému-
riennes, parce qu'ils croyoient que les noces
étoient alors malheureuses, et que les enfans qui étoient conçus dans cette saison
étoient trop vifs, trop pétulans et trop
étourdis. Cependant c'est la saison dans laquelle les hommes les plus sages et les plus
spirituels ont été engendrés, pourvu toute-

fois que leurs pères n'aient pas pris de trop
fréquens ni de trop violens plaisirs en les
engendrant.

Nous pouvons donc dire que le printemps
est la saison où les hommes et les femmes
sont plus amoureux. Il nous fait naître des
envies naturelles de nous joindre amoureusement les uns aux autres, et nous y sommes
principalement conviés par les exemples
qu'il nous en fournit de toutes parts.

ARTICLE PREMIER.

A quelle heure du jour on doit baiser amoureusement sa femme.

La bonne digestion de l'estomac ne contribue pas peu à notre santé : si elle est bien
faite, notre chyle est bon, notre sang est
pur, nos esprits sont agités et pénétrans,
notre semence est épaisse et féconde, toutes
nos parties solides sont robustes ; en un
mot, nous jouissons d'une santé parfaite.
Mais si quelque chose trouble l'action de
notre estomac, nous sommes pleins de crudités, notre sang n'est que pituite ; nos esprits qu'une eau languissante, et notre se-

mence que du phlegme ; nous ressentons
au-dedans de nous des indigestions et des
foiblesses qui nous empêchent d'être en état
de faire aucune action de vigueur.

Entre toutes les causes qui ruinent notre
estomac, qui en affoiblissent la digestion,
il n'y en a point de plus forte que l'amour.
Il nous épuise de telle sorte par la dissipation de notre chaleur naturelle, par la perte
de nos esprits, qu'après cela nous en ressentons de l'incommodité dans les principales parties qui nous composent.

L'estomac, qui est la partie qui contribue
le plus à la santé, quand il fait bien sa fonc-
tion, est donc le premier attaqué dans les
excès de l'amour ; mais les cerveaux et les
nerfs n'en souffrent pas moins, et leur souf-
france a été quelquefois jusque-là dans quelques hommes, qu'ils en ont perdu l'esprit,
et Poppée, dans Pétrone, craignoit fort que
Néron n'en devînt paralytique.

Toutes les parties spermatiques, étant
naturellement froides, sont affoiblies par
l'excès de l'amour ; l'estomac, qui en est
une des plus considérables, n'est pas des
dernières à s'en ressentir, et l'on peut dire
que c'est celle qui est la source de toutes

II.

nos incommodités, quand nous abusons de ces plaisirs.

Puisque Vénus est donc une des causes étrangères qui est le plus contraire à notre vie, quand nous nous y adonnons avec excès ou à contre-temps, et que d'ailleurs, selon l'expérience que nous en avons, elle entretient notre santé lorsque nous en usons à propos, examinons quelle heure du jour est la plus commode pour n'en recevoir aucune incommodité.

Ce ne sont ni les divertissemens du jour ou de la nuit, ni les plaisirs du matin ou du soir qui nous causent des incommodités; que ce soit avant ou après le sommeil que nous nous jetions entre les bras d'une femme, ce n'est pas ce qui détruit notre santé et qui nous fait éprouver des foiblesses d'estomac et de nerfs, ni qui rend la tête pesante : tous les désordres qui nous viennent des femmes ne naissent que de l'excès de notre passion, et de l'occasion que nous ménageons souvent fort mal lorsque nous voulons les caresser. Si notre passion étoit modérée, et que nos emportemens amoureux fussent mieux réglés; si avec cela nous les baisions quand nous ne sommes ni trop vides ni trop pleins, je suis assuré que Vénus, bien loin de nuire, entretiendroit la santé d'un jeune homme ; car ce qui est selon les lois de la nature ne peut nous causer de mal, si nous n'en abusons.

Quelques médecins pensent que les plaisirs amoureux que nous prenons pendant le jour sont plus funestes que ceux de la nuit, et que, comme les caresses des femmes nous épuisent excessivement, nous devons être en repos après les avoir faites, et réparer, par le sommeil et la tranquillité, les esprits que nous y avons perdus ; au lieu qu'après les occupations ordinaires du jour, nous nous fatiguons encore auprès d'une femme, et nos lassitudes ne se guérissent pas par d'autres lassitudes.

Il y en a d'autres qui s'expliquent mieux là-dessus, et qui croient que le point du jour est le temps le plus propre à se caresser : c'est alors, disent-ils, que l'on est dans un état moins inégal, que les forces ne sont pas dissipées par les actions du jour ; que l'estomac n'est point accablé par les alimens, et que le sommeil a fortifié les esprits et fortifié la chaleur naturelle. Nous n'appréhendons point alors les crudités qui souvent nous incommodent. La coction est achevée, et les nerfs, tout pleins d'esprits, ne se relâchent point si promptement. C'est ce que nous veut dire Hippocrate, quand il met par ordre ce que nous devons faire pour conserver notre santé, et qu'il nous conseille le travail avant le manger et le boire, et le sommeil avant Vénus.

En effet l'aurore, qui répond au printemps, paroît plus commode pour la génération; car après qu'un homme s'est bien diverti avec sa femme, et qu'il s'est un peu endormi après ses plaisirs légitimes, il répare ainsi toutes les pertes qu'il vient de faire, et guérit les lassitudes qu'il vient de gagner amoureusement : après cela, il se lève et va où ses occupations ordinaires l'appellent, pendant que sa femme demeure au lit pour conserver le précieux dépôt qu'il vient de lui confier. C'est ainsi qu'en usent la plupart des artisans qui se portent si bien, et qui ont des enfans si bien faits et si robustes ; car après s'être lassés du travail du jour précédent, ils attendent presque toujours le lever de l'aurore pour embrasser leurs femmes. C'est par-là sans doute qu'ils évitent les incommodités qu'ont les autres hommes qui, sans faire réflexion à leur santé, s'abandonnent à toute heure à la violence de leur passion.

Tous les médecins demeurent d'accord
qu'il ne faut pas baiser sa femme à jeun,
parce que l'on ne doit point travailler quand
on a faim. Le travail épuise et dessèche nos
corps ; mais le travail de l'amour énerve
entièrement. On doit se réjouir avec une
femme, selon la pensée de quelques-uns,
quand nous avons le ventre médiocrement
plein ; car c'est en ce temps-là, disent-ils,
que par la chaleur et les esprits que les alimens nous communiquent, il nous vient je
ne sais quelle envie de les toucher, après
quoi nous pouvons réparer par le sommeil
la perte que nous avons faite, le repos étant
l'unique remède à ces sortes de lassitudes.

Mais, à parler franchement, il y a quelque chose à dire sur toutes ces opinions. Le
jour n'a rien de fâcheux, ni la nuit rien de
favorable pour l'amour : au contraire, on
diroit que le jour a quelques attraits que la
nuit n'a pas ; notre passion se réveille et
s'excite de nouveau à la vue d'une belle personne, et la lumière d'une bougie ne nous
la fait pas paroître avec tant de charmes
que celle du soleil. J'en appelle à témoin
saint Grégoire de Naziance, qui à soixante
ans fut tellement épris de la beauté de la
femme de son voisin, qui logeoit vis-à-vis

de sa maison de campagne, qu'il se résolut à abandonner sa demeure, pour ne pas se laisser surprendre aux attraits de l'amour.

Au reste, le matin est le moment le plus favorable pour se caresser, surtout si l'on a quelque chose de bon dans l'estomac, et si toutes les coctions qui se font en nous n'étoient point accomplies; mais à ce moment-là il ne se trouve dans notre estomac que de la pituite et des crudités, qui sont des restes de notre dernier repas, et qui ne sont capables d'être émus par les plaisirs de l'amour que pour notre perte. C'est à cause des crudités matinières que les médecins, pour conserver la santé, conseillent de manger un peu le matin, afin que, la digestion se faisant par les alimens qu'on a pris, l'estomac soit déchargé des ordures qui s'y étoient assemblées pendant le sommeil, et soit ensuite plus pur pour recevoir ce que nous voudrions lui donner à dîner.

Si nous embrassons amoureusement une femme ayant l'estomac vide, nous languissons un moment après, nous ressentons plus fortement les douleurs et les foiblesses que cause cet épuisement : nous avons perdu de notre chaleur et de nos esprits par des caresses, et nous n'avons pas chez nous de quoi les réparer aussitôt. Bien loin de les réparer, nous augmentons par-là les crudités que nous avons ; et par les mouvemens passionnés de l'amour, nous les contraignons de se mêler parmi notre sang, et d'en corrompre la masse.

Pour résoudre la question, après avoir dit ce que l'on peut dire sur cette matière, on me permettra de n'observer ni le jour, ni la nuit, ni les heures, ni les momens, mais la seule disposition dans laquelle nous sommes quand nous sentons les aiguillons de Vénus.

Si par hasard nous nous sentons pesans, si une douleur obscure de tête nous accable, qu'une pesanteur de reins nous presse, que nous soyons chagrins et mélancoliques sans en avoir de sujet ; et qu'avec cela, contre notre coutume, il y ait quelque temps que nous n'ayons caressé de femme, alors ou ne doit point observer de temps ni prendre de mesure : il n'importe de baiser une femme à jeun ou après le repas, le matin ou le soir, toutes ces heures sont propres quand il est question de nous défaire d'une matière qui nous incommode. On se délasse lorsqu'on change d'occupation : les exercices amoureux nous paroissent doux après le travail ordinaire du jour; nous nous sentons plus légers et plus gais; la digestion se fait mieux; notre sang s'agite avec plus de liberté; en un mot, notre corps ne nous embarrasse plus comme auparavant.

Mais il n'est pas ordinaire de se trouver dans cette occasion, qui est plus rare que l'on ne se le persuade, parce que la nature, pendant le sommeil, nous décharge souvent de ses humeurs superflues : après cela il n'en reste plus le lendemain pour nous faire de la peine. Si nous nous trompons, que nous pensions être incommodés d'une abondance de semence, lorsque nous sommes malades d'une autre cause, nous en ressentons aussitôt des effets malheureux, et à peine pouvons-nous réparer la faute que nous avons commise.

Il vaut bien mieux attendre que la première digestion soit faite, et que la seconde s'accomplisse; que l'estomac se soit déchargé de ce qu'on lui a donné à digérer, et que le cœur, le foie et les autres viscères sanguins achèvent de changer en sang le chyle qu'ils ont nouvellement reçu : alors tout notre corps est plein de chaleur et d'esprits, et si notre estomac a été depuis peu satisfait et rassasié, notre cerveau et nos nerfs sont

vivifiés par de nouveaux esprits qui en four-
nissent incessamment à nos parties naturelles. Ainsi, quelque effort que nous fas-
sions en ce temps pour nous épuiser, nous
recevons sans cesse au - dedans de quoi réparer la perte que nous venons de faire.

Après ces grandes maximes, qui sont
établies sur l'expérience, j'ose dire qu'il y
a dans vingt-quatre heures deux temps considérables pour obéir à l'amour : l'un est à
quatre ou cinq heures après dîner, et l'autre
à quatre ou cinq heures après souper. Alors
notre corps n'est ni trop plein ni trop vide;
la coction de notre estomac est en quelque
façon accomplie; nos entrailles sont réjouies
par l'abord d'une nouvelle humeur ; notre
chaleur naturelle est recréée, nos esprits
sont multipliés; et quand nous en dissipe-
rions beaucoup dans ce moment, nous en
aurions toujours assez pour n'être pas incommodés de leur perte. C'est en ce temps-
là que nos embrassemens ne sont pas inutiles : bien loin d'en ressentir de la douleur
et des vertiges, nous en avons de la joie et
nous en recevons du soulagement; si bien
qu'il me seroit permis de dire, selon l'avis
d'Hermogène, que la nuit les plaisirs de

II. C

l'amour sont doux, et que le jour ils sont salutaires.

Ce que je trouve pourtant de plus avantageux dans l'une de ces deux occasions, c'est que, par deux moyens, nous nous fortifions lorsque nous caressons une femme l'après diner : nous réparons en partie nos forces par le souper ; nous les augmentons tout-à-fait par le sommeil de la nuit suivante ; au lieu que, si nous la baisons après souper, nous n'avons que le repos de la nuit pour réparer ce que nous venons de perdre.

Les oiseaux, qui ne suivent que les mouvemens de la nature. pour ne pas parler ici des autres animaux, ne se joignent le plus souvent que le soir. On entend alors de tous côtés, au mois de mai, le mâle appeler sa femelle, et la femelle répondre à son mâle. La chaleur du jour les a disposés à se caresser ; les alimens qu'ils ont pris pendant le jour ont échauffé leur sang, et l'humeur qui s'est engendrée dans leurs parties amoureuses, depuis le soir précédent, les excite alors à s'en décharger.

Plus les plaisirs sont grands, plus ils nous causent de maux, quand nous ne prenons pas assez de précautions pour nous garantir de leurs appas. Sous cette apparence de volupté, il se glisse incessamment des causes de douleurs et de chagrins, et nous prenons volontairement ce fin poison, dont même nous ne nous apercevons pas.

Si l'amour nous fait ressentir la pointe de ses flèches, et qu'il nous embrâse le cœur après la débauche, ainsi qu'il ne manque pas de faire à ceux qui sont les plus lascifs, nous devons en ce temps-là faire tous nos efforts pour éviter ses attraits, si nous sommes en état de les connoître. Nous savons que le vin nous rend hardis et amoureux, mais aussi qu'il étouffe peu à peu notre chaleur naturelle, si nous en prenons avec excès. Nous paroissons à la vérité plus gais et plus enjoués après avoir bien bu, et nous sommes alors capables d'entreprendre plus que dans un autre temps : peut-être ressemblons-nous à un arbre au pied duquel on jette de la chaux pour en échauffer les racines ; le fruit en vient plutôt, et il est même plus coloré ; mais l'arbre ne vit pas long-temps après : et si l'amour et le vin agissent également sur nos parties, il ne faut point douter qu'ils ne nous incommodent doublement.

On doit donc éviter toutes les occasions qui nous peuvent donner de l'amour après avoir fait la débauche, si nous voulons éviter les maux dont nous ne connoissons pas les suites, souvent fâcheuses.

Les épuisemens que nous souffrons d'ailleurs, joints aux plaisirs que nous prenons à contre-temps avec les femmes, ne peuvent que nous incommoder de la même sorte; et je ne conseillerois jamais à un homme d'embrasser sa femme après une saignée, un flux de ventre et une maladie considérable, à moins que de vouloir abréger sa vie; car Vénus ne peut être agréable après d'autres épuisemens : quelque robuste que soit un homme, il ne sauroit éviter les accidens funestes que peuvent lui procurer ces plaisirs déréglés.

J'ai connu des hommes qui, n'étant pas encore tout-à-fait guéris d'une maladie aiguë, sont morts bientôt après avoir caressé leurs femmes, quoiqu'il n'y eût aucun signe qui nous eût donné des marques de leur mort; et aujourd'hui j'en connois même d'autres qui n'en peuvent revenir.

Cependant, s'il faut faire une fois une faute, il vaut beaucoup mieux se joindre à sa femme le ventre plein que vide, les accidens n'en sont pas si fâcheux, et nous avons

plus de remèdes pour subvenir à la pléni-
tude qu'aux épuisemens.

L'expérience nous a fait connoître jusqu'ici que les femmes doivent observer le
temps pour être caressées. Les humeurs
qu'elles épanchent lorsque nous les embrassons ne sont pas si spiritueuses que les nôtres,
et leur foiblesse ne vient pas tant de la perte
de leur matière, que de l'excès du chatouillement et de la lassitude du mouvement de
l'amour ; au lieu que la nôtre est causée par
la dissipation de nos esprits et de notre chaleur naturelle : si bien qu'on peut dire que
le femmes le peuvent faire en tout temps,
et que les hommes doivent prendre des précautions, puisque l'expérience no us le fait
connoître.

ARTICLE III.

*Combien de fois pendant une nuit l'on peut
caresser amoureusement sa femme.*

La vanité est une passion bien naturelle à
l'homme ; il s'y laisse aller quand il y pense
le moins ; et nous pouvons dire, sans exa-
gération, qu'elle est un des plus grands maux
auxquels il est sujet. En effet, l'homme n'est

II.

qu'un songe de l'ombre, si nous en voulons croire un poëte grec; et, à bien considérer, il n'est que foiblesse et que misère. Il ne paroît jamais plus ridicule et plus foible que dans la vanité; et c'est sans doute ce qui obligea Démocrite à se moquer de lui.

Mais il n'y a point d'occasion où la vanité se fasse voir davantage que dans les matières de l'amour, quand pour nous faire admirer nous nous attribuons des exploits que nous n'avons jamais faits. C'est ainsi que l'empereur Proculus nous en impose, lorsqu'écrivant à son ami Metianus, il nous veut persuader qu'ayant pris en guerre cent filles Sarmates, il les avoit toutes baisées en moins de quinze jours; et le poëte, qui est le maître de la galanterie, se vante aussi de l'avoir fait neuf fois pendant une nuit.

J'avoue que nous sommes vaillans en parlant de l'amour; mais nous sommes souvent bien lâches quand il faut exécuter ses ordres. Ce n'est pas assez que de badiner avec une femme, il faut encore quelque chose de réel par où il paroisse qu'on est homme et qu'on peut produire son semblable.

Je sais qu'il y en a qui sont d'un tempérament si lascif, qu'ils pourroient baiser

plus d'une femme plus d'une nuit de suite ;
ils se sentent presque toujours en état d'en
satisfaire quelqu'une ; mais enfin ils s'affoiblissent, et ils s'énervent d'une telle façon,
que leur semence n'est plus féconde, et que
leurs parties naturelles refusent de leur
obéir. L'empereur Néron ne fut pas le
seul qui manqua de force et de courage
entre les bras de la belle Poppée, comme
le rapporte Pétrone. Nous en avons aujour-
d'hui une infinité d'autres exemples ; et s'il
m'étoit permis de nommer les personnes
qui ont paru épuisées et impuissantes entre
les bras des belles qu'ils aimoient, j'en rem-
plirois plus d'une page de ce livre.

Il faut tenir pour fabuleux ce que Crucius
nous rapporte d'un serviteur qui engrossa
dix servantes pendant une nuit ; et ce que
Clément Alexandrin nous dit d'Hercule,
qui, ayant couché pendant douze ou qua-
torze heures avec cinquante filles Athé-
niennes, leur fit à chacune un garçon, qu'on
appela ensuite les Thespiades.

Nous savons, ainsi que nous l'avons remarqué ailleurs, que la semence de l'homme
est conservée dans des réservoirs, et dans
les glandes qui sont à la racine de la verge ;
que ces réservoirs ressemblent à de petites

vessies, qui ont communication les unes avec les autres, et qui sont arrangées à-peu-près comme sont les places d'une grenade, dont on a ôté les grains. Il y en trois ou quatre de chaque côté, ou plutôt il n'y en a qu'une qui a plusieurs cavités. Ces vessies, aussi bien que ces glandes, sont pleines de semence dans un jeune homme qui se porte bien, et qui d'ailleurs est d'un tempérament amoureux, si bien que l'une et l'autre de ses parties peuvent à-peu-près contenir autant de semence qu'il en faut pour trois ou quatre épanchemens, et il s'en peut trouver même encore pour un autre dans les vaisseaux qui viennent des testicules. Je ne suis pas ici si exact que ceux qui disent qu'il y a de trois sortes de semences qui ont chacune leur vertu. Je suis convaincu par l'expérience qu'il n'y en a que d'une sorte, que l'on voit sortir de la verge; et bien que l'on en trouve en divers lieux de plus liquides et de plus épaisses, cependant, parce qu'elles se mêlent ensemble lorsqu'elles sortent, elles ne paroissent que d'une matière et que d'une seule consistance.

Dès que l'imagination est touchée, et que les petites fibres du cerveau sont ébranlées

par les pensées de l'amour, il se fait aussitôt une sueur interne dans nos parties naturelles, et les esprits qui s'y portent avec
tumulte et précipitation, font sortir des
prostates une matière liquide qui prépare le
conduit pour le passage de la semence ; mais
quand on s'est joint amoureusement à une
femme, alors deux ou trois petites vessies,
qui sont le plus prêtes à se vider, se vident
incontinent, et par-là on donne des marques
que l'on est homme parfait.

Cependant la nature tâche de réparer un
instant après ce que l'on vient d'épancher,
et puis on est bientôt encore en état de jouir
des voluptés de l'amour ; et l'on épanche
une seconde fois l'humeur qui se trouve le
plus disposée à sortir.

La nature, qui dans cette action n'a pour
but que la génération des hommes, rassem-
ble encore promptement la matière dont
elle a besoin ; elle dispose cette humeur à
se répandre quand on voudra ; si bien que
l'imagination étant incessamment émue,
par la beauté et les charmes de la personne
que l'on tient entre ses bras, la passion se
réveille, et les parties naturelles se trouvent
encore en état de lui obéir. On se lie donc
étroitement à elle, et on lui fait part, une

troisième fois, de ce qu'on a de plus pur
et de plus précieux.

Si l'on veut aller plus loin, et que le cœur
soit encore embrâsé, pendant que les parties naturelles commencent à perdre leurs
forces par la dissipation de notre chaleur
naturelle et de nos esprits, la nature fait
encore un effort pour ramasser ce qui reste
de matière dans les vessies séminaires et
dans les parties voisines. Il est probable
qu'elle se prépare à faire sortir avec empressement cette humeur, qu'elle a rassemblée avec tant de promptitude. Il se fait
alors un nouveau concours d'esprits, et le
feu qui paroissoit auparavant éteint, se ral-
lume dans le moment, et se fait ressentir
aux parties naturelles : c'est alors qu'un
homme caresse encore amoureusement une
femme, qu'il la presse étroitement, et qu'il
peut même la rendre féconde par ses épanchemens réitérés.

Enfin, après s'être reposé quelque temps
et avoir un peu réparé par le sommeil les
esprits dissipés, on se trouve encore près
d'une personne que l'on aime éperduement;
les caresses sont réciproques, quoiqu'il semble qu'elles soient alors plus pressantes du
côté de la femme, qui commence à s'échauf-

fer quand l'homme est épuisé, et qu'elle invite à cette heure, au lieu que l'homme l'invitoit au commencement.

Après tout on se sent encore ému, et les parties naturelles, de flétries qu'elles étoient auparavant, commencent à se roidir. La nature ramasse, des parties voisines, ce qu'elle peut de semence; elle en tire même des testicules, afin de la disposer à un cinquième épanchement.

J'avoue qu'elle ne peut faire cela sitôt, et qu'il lui faut du temps pour remplacer la matière qui s'est depuis peu répandue. Néanmoins, de tous les efforts qu'elle fait en nous, il n'y en a pas un de plus prompt ni de plus violent que celui avec lequel elle entreprend la génération.

L'imagination s'échauffe donc encore, et l'on ne manque ni de courage ni de matière pour faire un nouveau sacrifice à l'amour. Les parties naturelles ont assez d'esprits pour se tenir quelque temps en état de faire leur devoir; et aux moindres caresses d'une femme, on l'embrasse encore, on lui fait part de l'humeur qu'elle désire avec tant de passion.

Mais s'il y faut retourner une sixième fois, quoique nous éprouvions encore une envie secrète de continuer nos amoureuses caresses, nos parties sont pourtant glacées; et si après l'épuisement qu'elles ont souffert à cinq différentes reprises il en sort encore un peu d'humeur, c'est une matière crue et aqueuse, qui n'est point propre à la génération, ou du sang vermeil comme celui d'un poulet que l'on vient d'égorger, qui se répand quelquefois en telle abondance par la foiblesse des parties naturelles, que l'on a bien de la peine à en revenir : témoin un galant homme de ma connoissance, qui vit misérablement, lequel, après avoir embrassé deux courtisanes cinq fois en un après dîner, rendit par la verge, à la sixième fois, plus de deux onces de sang. Il faut donc croire que les plus grands efforts que l'on puisse faire auprès d'une femme pendant une nuit ne sauroient aller qu'à quatre ou cinq embrassemens. Tous ces grands excès d'amour que l'on nous raconte sont autant de fables que l'on nous débite; et si nous en voulions croire les hommes sur ce qu'ils nous disent là-dessus, sans consulter la raison, nous nous laisserions aller aussi bien qu'eux à l'imposture et à la foiblesse d'âme.

Un roi d'Arragon rendit autrefois un arrêt authentique sur cette matière. Une femme

mariée à un Catalan fut obligée de se jeter
un jour aux pieds du roi, pour implorer
son secours sur les fréquentes caresses de
son mari, qui, selon son rapport, lui ôte-
roient bientôt la vie si l'on n'y mettoit ordre.
Le roi fit venir le mari pour en savoir la
vérité : le Catalan avoua sincèrement que
chaque nuit il la baisoit dix fois ; sur quoi
le roi lui défendit, sous peine de la vie, de
la baiser plus de six fois, de peur qu'il ne
l'accablât par de tels excès.

Je sais que les Espagnols, qui naissent
dans un pays chaud, sont beaucoup plus
amoureux que nous ne le sommes en France.
La chaleur excessive de leur climat, leurs
alimens succulens, leurs femmes renfermées
et voilées, le tempérament bilieux et mélancolique des hommes qui aiment naturellement l'oisiveté, sont sans doute les
causes de leur lasciveté ordinaire ; au lieu
qu'en France la chaleur est modérée, les
alimens nourrissent moins, les femmes sont
libres, et elles conversent avec nous ; les
hommes sont moins bilieux et moins mélancoliques ; enfin nous nous appliquons à
quantité de choses, et l'oisiveté nous est
naturellement odieuse : si bien qu'à parler

II.   D

en général, si un Espagnol peut baiser une femme six fois pendant une nuit, un Français ne pourra le faire que cinq.

Les rabbins, qui n'avoient en vue que la conservation de leur nation, taxoient le devoir qu'un paysan devoit rendre à sa femme à une nuit par semaine ; celui d'un marchand ou voiturier à une nuit par mois ; celui d'un matelot à deux nuits par an ; et celui d'un homme d'étude à une nuit en deux ans. Je suis assuré que si les femmes faisoient les lois, elles n'en useroient pas de la sorte : témoin la femme d'un avocat, qui sur cela me dit l'autre jour, fort ingénuement, que de tous les autres hommes elle eût mieux aimé être la femme d'un paysan.

Les anciens avoient coutume de mettre Mercure près de Vénus, quand ils faisoient le portrait de cette déesse, pour nous apprendre que la raison, dont ils pensoient que Mercure étoit le dieu, devoit toujours ménager nos voluptés. En effet, nous les goûtons avec plus de tranquillité, lorsque l'usage n'en est pas si fréquent : souvent nous nous dégoûtons des alimens que nous avons en abondance, et quelquefois nous sommes bien aises de quitter la table des grands pour celle d'un pauvre homme.

Si la modération est louable en quelque
chose, c'est sans doute dans l'amour. Solon,
qui fut estimé de l'oracle le plus sage de la
la Grèce, prévoyoit bien les malheurs qui
devoient arriver aux hommes par l'usage
indiscret de l'amour, lorsqu'il ordonna à
ses concitoyens qu'il ne falloit baiser sa
femme que trois fois le mois.

Les caresses trop fréquentes des femmes
nous épuisent entièrement, au lieu que si
elles nous sont modérées, notre santé s'en
conserve, et notre corps en devient beaucoup plus libre qu'auparavant ; si bien que
je ne conseillerois pas à un jeune homme ni
de fuir Vénus avec horreur, ni de se laisser
aller à ses charmes avec trop de mollesse
et de complaisance. Je ferois ici le souhait
qu'Euripide faisoit autrefois en parlant à
Vénus.

> Vénus, en beauté si parfaite,
> Inspires, de grâce, à mon cœur
> Ta plus belle et plus vive ardeur,
> Et rends dans mes amours mon âme satisfaite ;
> Mais tiens si bien la bride à mes ardens désirs,
> Que sans en ressentir ni douleur ni foiblesse,
> Jusque dans l'extrême vieillesse,
> Je prenne part à tes plaisirs.

Je ne saurois louer le philosophe Aëas,
qui ne baisa sa femme que trois fois pendant

son mariage, bien qu'il lui fît un garçon
chaque fois. Pour Xénocrate, qui parut
plutôt une pierre qu'un homme auprès de
la courtisane Phrynée, on doit croire que
ce fut un effet de la philosophie, plutôt que
le défaut du mouvement de ses parties naturelles.

Le tempérament, l'âge, le climat, la
saison et la façon de vivre, règlent toutes
les caresses que nous faisons aux femmes.
Un homme de vingt-cinq ans, d'une complexion chaude, rempli de sang et d'esprits, habitant les plaines fertiles de Bar-
barie, et qui soit l'un des plus aisés de ces con-
trées-là, baisera plutôt cinq fois une femme
pendant une nuit du mois d'avril, qu'un
autre de quarante ans, d'un tempérament
froid, demeurant dans les montagnes stériles de Suède, et qui avec cela ait de la
peine à vivre, n'en baisera une deux fois
pendant une nuit du mois de janvier.

Les femmes n'ont pas leurs voluptés bor-
nées comme nous les avons; autrement les
nobles de Lithuanie ne permettroient pas
aux leurs, comme ils font, d'avoir des aides
dans leur mariage. En effet, les femmes ne
se sentent pas épuisées, quand même elles
souffriroient long-temps de suite les atta-

ques amoureuses d'une multitude d'hommes : témoins l'impudique Messaline et l'infâme Cléopâtre. La première, ayant pris le
nom de Lycisca, fameuse courtisane de
Rome, surpassa de vingt-cinq coups en
moins de vingt-quatre heures, dans un lieu
public, la courtisane que l'on estimoit la
plus brave en amour ; et après cela elle dit
qu'elle n'étoit pas tout-à-fait assouvie.
L'autre, si nous en voulons croire la lettre
de Marc-Antoine, l'un de ses amans, souf-
frit, pendant une nuit, les efforts amoureux
de cent six hommes, sans témoigner d'en
être fatiguée.

ARTICLE III.

*Si l'on doit prendre des remèdes afin de
dompter son humeur amoureuse, ou pour
s'exciter avec une femme.*

Il n'y a rien qui soit plus capable de trou-
bler notre tempérament, que si nous changeons tout d'un coup et à contre-temps notre
façon de vivre. L'air, le manger, le boire,
et les autres choses que nous appelons naturelles, peuvent beaucoup sur nous ; et ce

sont principalement ces causes auxquelles nous devons tout le bonheur ou le malheur de notre vie, selon la manière dont nous en usons.

Un axiome dans la médecine, qu'Hippocrate a remarqué le premier, c'est que le changement qui se fait en nous avec précipitation nous cause toujours des maladies, à moins que nous ne soyons assez forts pour nous y opposer. Si l'on veut, par exemple, corriger le tempérament trop chaud et trop sec d'un homme amoureux, on doit y procéder avec tant de lenteur et de prudence, qu'il ne s'aperçoive presque pas lui-même de l'action des remèdes qui le rafraîchissent et qui l'humectent; autrement on le jeteroit dans une intempérie contraire, qui le rendroit malade.

ARTICLE IV.

Des Remèdes qui domptent le tempérament
amoureux.

LES hommes qui dans la fleur de leur âge jouissent d'une parfaite santé, et qui sont d'un tempérament chaud et humide, ont beaucoup plus de semence que ceux qui sont d'un tempérament chaud et sec; mais cependant ceux-ci sont les plus lascifs, ainsi que nous l'avons dit ailleurs. Si ces derniers n'ont pas tant de semence, elle est du moins plus âcre, plus chatouillante et plus pleine d'esprits et de vents : c'est ce qui les rend hardis et amoureux; au lieu que les premiers sont simples et débonnaires.

En quelque lieu que vive un homme lascif, il est toujours embarrassé de son tempérament. La vertu ne peut rien où l'amour agit naturellement, et la religion même a trop peu de pouvoir sur son âme pour retenir ses premiers mouvemens, et pour vaincre sa complexion, qui lui fournit à toute heure des objets amoureux dont son imagination est échauffée.

Dans le chagrin où il est, il cherche partout des remèdes qui puissent dompter sa passion. Celui que la nature lui présente pour éteindre son feu lui plairoit plus que tous les autres, s'il étoit permis; mais il a de certaines considérations pour ne le pas prendre : cependant tous les autres remèdes dont on peut user au dedans ou au dehors sont tous, en quelque façon, inutiles ou dangereux pour lui; leur fraîcheur éteint presque notre chaleur naturelle; leur astriction épaissit trop nos esprits; et l'un et l'autre détruisent presque notre mémoire, et font tort à notre jugement. C'est ce qui a fait dire à plusieurs médecins qu'il ne falloit pas tout-à-fait s'opposer à la violence de l'amour, et qui inspira l'oracle d'Apollon Delphique, que Diogène interrogea pour son fils amoureux, qu'on se gardât bien d'arrêter la violence de cette passion, si l'on vouloit conserver la vie des hommes. En effet, si l'on s'opiniâtre à détruire notre humeur amoureuse, on détruit en même temps notre tempérament, et par-là on nous cause des maladies dont nous ne guérissons jamais.

Cependant, si notre passion est si forte qu'elle nous apporte quelques incommodités fâcheuses, que même elle nous en fasse appréhender d'autres qui ne le seroient pas moins, nous pouvons alors nous servir des remèdes que les médecins nous proposent sur ce sujet, mais avec une telle modération, que nous ne faisions rien dont nous ayons lieu ensuite de nous repentir.

L'expérience nous apprend que l'air froid, les alimens qui font peu de sang et d'esprits, le jeûne, l'eau en boisson, l'application à l'étude, le travail et les veilles sont des re-

mèdes propres à combattre un amour déréglé; de plus, éviter la compagnie de la personne que l'on aime éperduement, se lier
d'amitié avec une autre, fuir la nudité dans
les portraits et dans les statues, ne lire jamais des livres qui nous excitent à l'amour,
et ne point regarder d'animaux qui se caressent, sont encore de puissans moyens
pour corriger cette passion; car le grand
secret pour vaincre et pour remporter la
victoire, c'est ici de ne combattre qu'en
fuyant.

Mais tous ces remèdes sont peu de chose
pour un homme qui aime passionnément,
et qui d'ailleurs est d'une telle complexion,
qu'il aimeroit, quand même il ne voudroit
pas aimer. Il faut quelque autre remède
qui fasse plus d'impression sur lui-même,
et qui lui arrache par force, pour parler
ainsi, l'amour déréglé dont son imagination est blessée.

Je ne m'arrêterai point ici à décrire tous
les remèdes que nos médecins emploient à
combattre cette passion; je proposerai seulement ceux qui ont le plus de force à la
détruire, ou plutôt à la diminuer : mais
avant de les proposer, il me semble que
l'on doit savoir que tous les tempéramens

ne sont pas égaux, et qu'il y a des remèdes
qui diminuent le sang, les esprits et la semence, en en émoussant la pointe dans les
uns, et qui cependant en produisent abondamment dans les autres.

Ce que j'avance seroit difficile à croire,
si l'expérience ne nous en avoit presque tous
instruits suffisamment. La laitue et la chi-
corée, par exemple, s'opposent dans presque tous les hommes à la génération de la
semence; mais je sais certainement que
dans quelques-uns, principalement s'ils en
mangent le soir, elles en engendrent avec
tant d'abondance, qu'ils se polluent souvent
la nuit en dormant. Cette même expérience
nous apprend encore que le poivre et le gingembre diminuent la semence, et dissipent
les vents qui sont nécessaires à l'action de
l'amour; cependant il y en a d'autres qui
sont beaucoup plus amoureux qu'auparavant, quand ils en ont usé.

La raison de ces effets si différens n'est
fondée que sur la variété des hommes. La
laitue, qui nous rend pour l'ordinaire lâches
en amour, par l'aveu de toute l'antiquité,
rend ceux-ci plus amoureux en tempérant
leur chaleur et leur sécheresse excessive par
sa froideur et son humidité : leurs parties

naturelles étant ainsi tempérées acquièrent ensuite un tempérament égal, qui est la cause de la vigueur de toutes ces parties-là. Le poivre au contraire dissipant les humeurs superflues de ces autres, échauffe et dessèche leurs parties génitales, qui sont naturellement froides et humides; et leur procurant ainsi un tempérament égal, il augmente leur force, qui est ensuite la cause d'une coction plus avantageuse, ou, pour parler avec le savant Daniel Tauvry, docteur en médecine, qui me cite, dans cet endroit de son livre des Médicamens, les remèdes qui augmentent la semence sont presque tous remplis de parties huileuses et volatiles; si bien que les remèdes froids et chauds, agissant différemment sur diverses complexions, causent une abondance de semence et des pollutions nocturnes dans les hommes; car les premiers calment le mouvement du sang et tempèrent les parties de la génération; les autres, qui trouvent le sang en quelque espèce de repos, lui donnent du mouvement, et ainsi procurent aux parties de la génération une filtration abondante de semence dans les uns et dans les autres.

C'est encore par la même expérience que

nous savons qu'il y a des remèdes chauds ou froids ; que les uns et les autres dissipent ou étouffent notre feu, et s'opposent à notre concupiscence.

Nous en prenons par la bouche, et nous nous en appliquons au dehors, afin d'éteindre de toutes parts cet amour déréglé qui nous cause tous les jours tant de désordres.

Je ne dirai rien ici des ceintures rafraîchissantes, des lames de plomb que l'on s'applique sur les reins, des roses blanches dont on parsème son lit, de la mandragore, des groseilles rouges, du citron aigre, et de tous les autres remèdes qui s'opposent à la génération de la semence, en nous rafraîchissant et en nous desséchant beaucoup ; je dirai seulement quelque chose de ceux qui ont le plus de force à éteindre notre feu et à détruire notre semence.

Le lis blanc d'étang, que quelques-uns appellent volet, et que nos apothicaires nomment nénuphar, ainsi que les Arabes, a une qualité si particulière pour combattre nos désirs amoureux, qu'au rapport de Pline son usage pendant douze jours consécutifs empêche la génération de la semence ; et si nous en usons pendant quarante jours, nous ne sentirons plus les aiguillons de l'amour. Sa sécheresse, jointe à la froideur de cette plante, est si active, qu'elle dessèche et rafraîchit toutes nos parties, sans que d'ailleurs nous en ressentions aucune incommodité. C'est par cette qualité, si nous en croyons Galien, qu'elle entretient notre voix et nourrit notre corps, et que s'opposant à la génération de la semence, elle empêche la dissipation des esprits, qui se pourroit faire par les mouvemens de l'amour.

On en use diversement : tantôt on en fait une décoction, du sirop, de la conserve, de l'eau distillée au bain-marie ; et tantôt on en compose un liniment.

Bien que nous n'ayons pas la ciguë des Athéniens, qui est d'un vert obscur et d'une puanteur insupportable, cependant la nôtre ne laisse pas de nous incommoder par sa froideur, quand nous la mangeons : témoins François Trapélinus, précepteur de Pomponace, qui en ayant mangé dans un souper fut troublé bientôt après ; et le chevalier Nassarinus Basanus, qui en ayant aussi mangé en guise de racines de persil, en devint aussitôt insensé.

Nous savons pourtant, sur le rapport de

Scaliger et d'Anguilara, que les Piémontais en coupent le germe quand elle pousse au printemps, et qu'ils en mêlent dans des salades ; et que quelques pauvres d'Italie s'en servent encore aujourd'hui avec du pain en forme d'asperges. Jules Scaliger avoue en avoir lui-même mangé en guise de chervi, sans en avoir été incommodé ; et saint Jérôme nous assure que les prêtres d'Athènes cessoient de ressentir, par l'usage qu'ils faisoient de la ciguë, les mouvemens de la concupiscence. La ciguë n'a donc point de mauvaises qualités, selon la pensée de ces auteurs ; et Mercurial n'auroit jamais conseillé aux femmes d'en boire la décoction, pour les empêcher de tomber dans les excès de l'amour, s'il n'eût été persuadé qu'elle ne produisoit point de mauvais effets.

De tout cela on peut conclure qu'il y a des espèces différentes de ciguë, ou que la force des personnes qui en usent résiste plus ou moins à la vertu de cette plante, ou enfin, ce que je crois plutôt, que les unes en prennent peu et les autres beaucoup : car Galien nous apprend que si nous en usons avec modération elle nous rafraîchit et dissipe notre semence ; au contraire, si nous en prenons un peu plus, elle nous rend stupides; et enfin elle nous tue si nous en mangeons beaucoup.

D'après cela, on ne doit pas être si scrupuleux dans l'usage de notre ciguë, que le sont quelques médecins d'aujourd'hui, qui ne veulent pas même que l'on s'en serve en dehors en petite quantité; et l'histoire de Socrate, qui mourut après avoir bu un mélange de ciguë, ne nous doit pas faire craindre d'user de la nôtre avec modération, puisque la boisson de la ciguë des Athéniens étoit un poison aiguisé avec de l'opium que l'on mettoit dans du vin. Cependant nous apprenons de saint Basile, dans sa septième Homélie, que non-seulement les prêtres athéniens usoient de leur ciguë, qui est plus ennemie de l'homme que la nôtre, pour dompter leur tempérament amoureux et pour effacer de leur esprit des idées lascives, mais encore que les femmes incommodées de la fureur de la matrice en étoient entièrement guéries quand elles s'en étoient servies.

De tous les remèdes chauds qui détruisent la semence et qui combattent les vents, il n'y en a point que l'on estime avoir plus de force que le camphre, l'agnus-castus et la rhue : ce sont ces remèdes, à ce que l'on dit, qui causent aux hommes et aux femmes la chasteté et la stérilité même, et qui dissipent tous les fantômes que l'amour peut présenter à leur imagination.

Le camphre cru, que l'on nous apporte de Perse, de la Chine, ou de l'île de Bornéo, est une espèce de gomme, que quelques médecins pensent être froide et sèche, parce qu'étant mêlée avec quelques remèdes froids, ces remèdes rafraîchissent avec plus de force.

Mais d'autres soutiennent le contraire, et croient que le camphre est chaud et sec au second degré, parce qu'il échauffe la langue et l'estomac, qu'il a une chaleur pénétrante, qu'il enflamme, et qu'il brûle même dans l'eau. En effet, je n'ai point trouvé de meilleurs remèdes dans les épuisemens que cause l'étude, que de mettre dans la bouche gros de camphre comme la tête d'une épingle. Dès qu'il se fond à l'humidité de la bouche, il envoie par tout le corps des esprits qui nous récréent ; et tombant ensuite dans notre estomac, il nous échauffe, et nous incommode même par sa chaleur, si nous en prenons beaucoup.

Quelques médecins pensent que les hommes qui en usent souvent sont pour la plupart stériles, parce qu'ils ont appris qu'il avoit la propriété d'éteindre notre feu et la semence même. En effet, sa sécheresse est trop considérable pour ne pas dessécher nos humidités, et sa matière est trop subtile pour ne pas faire évaporer les parties spiritueuses de notre semence.

Mais cette pensée, quelque apparence qu'elle ait, et l'expérience qu'en fit Scaliger sur une chienne de chasse, n'empêchent pas que nous ne demeurions toujours dans notre sentiment, c'est-à-dire que nous ne croyons pas qu'il puisse éteindre la semence, ni empêcher la génération : car, comme l'opinion contraire n'est pas bien établie par l'expérience, et que Jules Scaliger est unique, nous avons lieu de croire qu'il n'est point ennemi de la génération des hommes. Ce que je pourrois prouver par moi-même, et par Tachénius, qui nous assure que ceux qui purifie le camphre à Venise et à Amsterdam sont très-amoureux et très-féconds.

Les femmes d'Athènes qui servoient aux cérémonies que l'on faisoit en l'honneur de Cérès préparoient des lits avec des branches d'agnus - castus, dans le temple consacré à cette déesse. Elles avoient appris, par

II.   *

l'usage, que l'odeur des branches de cet
arbre combattoient les pensées impudiques
et les songes amoureux. A leur exemple,
quelques moines chrétiens se font encore
aujourd'hui des ceintures avec des branches
de cet arbre, qui se plie comme de l'osier,
et ils prétendent par-là s'arracher du cœur
tous les désirs que l'amour y pourroit faire
naître. En vérité la semence de cet arbre,
que les Italiens appellent *piperella*, et que
Sérapion nomme le poivre des moines, fait
de merveilleux effets pour se conserver dans
l'innocence; car si l'on en prend le poids
d'un écu d'or, elle empêche la génération
de la semence; et s'il s'en fait encore après
en avoir usé, elle la dissipe par sa sécheresse, et puis sa qualité astringente resserre
tellement les parties secrètes, qu'après cela
elles ne reçoivent presque plus de sang pour
en fabriquer de nouvelle. N'est-ce point
pour cela que la statue d'Esculape étoit
faite de bois d'agnus-castus, et qu'aujour-
d'hui, dans la cérémonie du doctorat des
médecins, on ceint les reins du nouveau
docteur avec une chaîne, pour lui marquer
qu'en exerçant la médecine il doit être pu-
dique et retenu avec les femmes.

La rhue sèche produit les mêmes effets:

sa semence, qui est chaude et sèche au troisième degré, aussi bien que celle de l'agnus-castus, dessèche tellement notre semence, qu'il n'en reste presque point pour faire les épanchemens amoureux; et si l'on en prend de temps en temps le poids d'un écu d'or, on est ensuite impuissant près d'une femme, quelque effort que l'on puisse faire.

Je ne saurois ici passer sous silence le remède horrible dont se servit Faustine, fille de l'empereur Antoine le Débonnaire, pour calmer l'amour déréglé qu'elle portoit à un gladiateur. L'empereur, qui l'aimoit tendrement, se persuadoit qu'elle étoit enchantée, et il croyoit n'être pas possible, sans maléfices, qu'une femme abandonnât un mari tel qu'Antoine le philosophe, pour se livrer à un gladiateur. C'est ce qui l'obligea à envoyer consulter les Chaldéens, qui lui firent réponse que Faustine devoit boire du sang de celui qu'elle aimoit, et coucher ensuite avec son mari pour haïr horriblement ce premier homme. En effet, le succès répondit à la promesse, et Antonius Commodus naquit de ces embrassemens; et dans le temps il se délecta au meurtre, comme le meurtre avoit été la cause de sa vie.

ARTICLE V.

Des Remèdes qui excitent l'homme à embrasser amoureusement une femme.

JE dis encore une fois que je ne prétends point écrire pour des personnes qui ont l'esprit mal tourné, mon dessein n'étant pas d'enseigner les excès de l'amour; ce seroit favoriser le vice, et en même temps détruire la santé des hommes.

La matière que je traite est comme un couteau à deux tranchans, qui fait du bien à ceux qui le prennent à propos, et du mal à ceux qui ne savent pas le manier. Si je suis la cause de quelques excès, il ne faut pas m'en imputer les désordres; on doit plutôt blâmer ceux qui se laissent mollement aller au crime, et qui n'ont pas assez de vertu pour se soutenir. La terre n'est pas la cause de notre ivresse, bien qu'elle nous donne tous les ans des liqueurs agréables : elle n'est pas non plus la cause de notre mort, quoiqu'elle nous présente des herbes vénéneuses.

J'écris donc pour des maris qui sont foibles par des défauts naturels, par l'âge, par

des désordres de leur vie passée, ou par
quelque longue maladie; qui n'ont pas assez
de force pour engendrer, ni pour satisfaire
leur femme; qui cherchent partout quelque
moyen pour avoir des successeurs légitimes,
et qui n'épargnent ni leur bien, ni leur santé
même pour y réussir.

Je m'étonne de ce que les casuistes, qui
ont écrit tant de bagatelles sur la matière
que j'examine dans ce livre, aient oublié
cette question importante, et qu'ils ne nous
aient point du tout enseigné si c'étoit un
crime de s'exciter, ou pour rendre le devoir à une femme, ou pour engendrer un
enfant; car ces deux fins sont, ce me semble, fort raisonnables, au lieu que la volupté ne l'est pas.

Quoi qu'il en soit, nous tâcherons d'en
parler selon que la nature nous en instruira
et que l'expérience nous donnera des lu-
mières pour connoître les remèdes qui sont
les plus propres à nous exciter à l'amour.

La nature a mis dans le cœur de tous les
hommes un violent désir d'avoir des enfans
pour successeurs, et pour héritiers de leur
nom et de leur bien. Je ne vois donc pas de
crime à seconder cette inclination si naturelle, pourvu qu'elle se tienne dans de justes

bornes : mais, hormis cela, je ne craindrois pas d'imiter un médecin italien, qui donna à un vieillard un remède purgatif pour un remède amoureux.

Je ne veux point parler ici de tous les remèdes qui nous excitent à l'amour, et qui produisent beaucoup de matières dans nos parties secrètes, comme sont les jaunes d'œufs, les testicules de coq, les cancres, les chevrettes, les écrevisses, la moëlle de bœuf, le vin doux, le lait, et les autres choses qui nourrissent beaucoup. Je ne dirai rien aussi des remèdes qui causent des vents, comme des artichauts, de l'ail cuit, de l'hypomane, du membre de cerf ou de taureau tué au mois de mai ou d'octobre, des jujubes, etc. Je m'arrêterai seulement à ceux qui ont le plus de force pour encourager un homme à embrasser vigoureusement une femme.

Je dirai donc en peu de mots ce que je pense du petit crocodile, que les Latins appellent scincus, que l'on pourroit nommer crocodile terrestre, et que l'on appelle aux Antilles maboniha et brochet terrestre, du chervi, du satyrion, du borax, de l'opium, des cantharides et de l'herbe dont parle Théophraste ; mais j'avertirai encore ici

ceux qui sont lents dans l'exercice de l'a-
mour, de ne se servir de ces remèdes qu'a-
près avoir inutilement employé les autres
moyens naturels et légitimes.

Parce que nous ne connoissons presque
point en France le petit crocodile, qui se
trouve ordinairement en Egypte, et que
nous n'en avons l'expérience que par le rapport d'autrui, nous nous contenterons de
dire que la chair d'autour de ses reins, mise
en poudre et bue dans du vin doux, du poids
d'un écu d'or, fait des merveilles pour exciter un homme à l'amour; aussi l'a-t-on
fait entrer dans la composition qui irrite
nos parties secrètes, et qui fait aimer éperduement.

Ce ne sont que les noms différens que
chaque nation donne aux plantes, qui nous
troublent le plus souvent quand il en faut
parler. Plus une plante a de vertus, plus
on lui donne de noms : témoin le chervi,
dont les auteurs qui en ont traité ont fait
une telle confusion, qu'il faut avouer que
les plus éclairés dans la science des plantes
ont bien de la peine aujourd'hui à débrouil-
ler ce que les anciens et les nouveaux her-
boristes nous en ont voulu dire. Les uns
l'ont nommé génicula ou genichella; les

autres l'ont appelée fraxinelle. Avicenne
lui a donné le nom de langue d'oiseau, et
Pline celui de langue d'oison; les Arabes
l'ont désigné par le nom de ce calcul. Ce
n'est pourtant ni la renouée, ni le sceau de
Marie de Dioscoride, ni le dictame, ni le
fresne, ni enfin l'ornithagalon des anciens,
parce que ces noms marquent des plantes
particulières et différentes.

Ce que nous appelons chervi, et qui est
aujourd'hui en France assez connu par ce
nom-là, a tant de vertu pour exciter les
hommes à aimer, que Tibère, l'un des plus
lascifs de tous les empereurs romains, si
nous en croyons l'historien, en faisoit venir
tous les ans d'Allemagne, pour s'exciter
avec ses femmes. En effet, tous les médecins demeurent d'accord de ces qualités, en
disant qu'il engendre beaucoup de vents et
de semence, aussi bien que l'artichaut : ce
qui oblige encore aujourd'hui les femmes
suédoises, d'après le rapport des matelots
qui viennent du septentrion, d'en donner à
leurs maris, quand elles les trouvent trop
lâches à l'action de l'amour.

Le satyrion est une plante dont on fait
plusieurs choses, et dont on peut user indif-
féremment pour les effets que nous en espé-

rons; sa racine représente ordinairement deux testicules du chien; la bulbe basse est succulente et dure, et la haute est toute flétrie et mollette, comme étant la plus vieille. C'est cette première racine que l'on doit toujours prendre quand on en a besoin; cependant le satyrion, qui n'a qu'une seule racine bulbeuse, doit être préféré aux autres, selon le sentiment de plusieurs médecins. Mais, quoi qu'il en soit, les bulbes de toutes ces plantes font beaucoup de semence, engendrent beaucoup de vents, si on les fait cuire sous la cendre, comme les truffes, et si on les mêle ensuite avec du beurre frais, du lait et du girofle en poudre, ou qu'on les fasse confire en sucre, comme l'on en vend aujourd'hui chez les droguistes de Paris. Ces racines, par leur humidité superflue, enflant nos parties naturelles, nous rendent semblables à des satyres, d'où cette plante a pris son nom. On lui attribue tant de vertu, qu'il y en a qui pensent que pour s'exciter puissamment à l'amour il ne faut qu'en tenir dans les deux mains pendant l'action même.

C'est cette racine qui a donné le nom à ce fameux mélange, que les médecins ont nommé diasatyrion. Si l'on en prend le matin et le soir, le poids d'un demi-écu d'or, avec du vin doux ou du lait de vache, pendant sept ou huit jours, ils assurent que les vieillards reprendront la vigueur de leurs jeunes ans, pour satisfaire leurs femmes et pour se faire des successeurs. On débite une boisson gluante dans les cabarets de Perse, dont la base est une espèce de satyrion qui est fort commun dans ce royaume-là : cette boisson échauffe beaucoup ; aussi la boit-on chaude comme le café ; c'est pour cela que les Perses en usent plutôt pendant l'hiver que durant l'été, principalement dans les villes septentrionales de ce pays. Ils l'appellent *scharebrhalb*, c'est-à-dire sirop de renard, parce que le satyrion a ses bulbes semblables aux testicules de cet animal. Quelques-uns ont cru que c'étoit l'herbe amoureuse de Théophraste, ce que nous examinerons ci-après.

Le borax rafiné est du nombre de ces remèdes qui excitent puissamment à l'amour. Il est une espèce de sel dont usent aujourd'hui nos orfévres pour faire fondre plus aisément l'or qu'ils mettent en œuvre ; il pénètre toutes les parties de notre corps ; il en ouvre tous les vaisseaux ; et par la ténuité

de sa substance, il conduit aux parties génitales tout ce qui est capable en nous de
servir de matière à la semence. Il a tant de
vertu, ainsi que l'expérience me l'a souvent
fait connoître, que si on en donne à une
femme qui ne peut accoucher, un ou deux
scrupules dans quelque liqueur convena-
ble, on en verra bientôt des effets surpre-
nans. Il se porte d'abord aux parties naturelles, et y produit tout ce que l'on peut
attendre d'un remède qui a été tenu fort
long-temps pour un secret.

On ne doit pas craindre d'en user par la
bouche : l'usage n'en est point dangereux ;
et si quelques médecins ont écrit qu'il étoit
un poison, ils ont confondu le crysocolte
des Grecs avec le baurach des Arabes, l'un
et l'autre servant à faire fondre l'or plus
aisément. C'est ainsi que les mêmes effets
des drogues, et que la différence des noms
que l'on impose aux choses ont souvent
trompé les hommes les plus doctes et les
plus éclairés.

Si Fallope, Lobel, Rodriguez à Cas-
tro, et Mercurial s'en sont heureusement
servi dans les maladies des femmes, nous
ne devons point en avoir de l'horreur; et si
ce dernier médecin nous assure qu'il agit si

puissamment sur les parties naturelles de
l'un et de l'autre sexe, qu'il jette même les
hommes dans le priapisme, si l'on en use
avec excès, nous pouvons hardiment nous
en servir avec modération.

Peut-être me blâmera-t-on de ce que je
place ici avec les remèdes qui excitent à l'a-
mour, l'opium, que toute l'antiquité a cru
être froid au 4ᵉ degré, et tuer les hommes
par l'excès de cette qualité. Bien loin, dira-
t-on, de nous enflammer auprès d'une femme, il nous cause le sommeil et nous rend
stupides, au lieu de nous rendre amoureux.
Mais si nous faisons réflexion qu'il est amer
et âcre à la bouche, qu'il s'enflamme au
feu, et que les Orientaux en usent pour
être vaillans à la guerre et auprès des femmes, nous serons sans doute d'un autre sentiment.

Quand l'empereur des Turcs lève une
armée, les soldats se garnissent d'opium,
qu'ils appellent amfiam, ou assion, pour
s'en servir, comme nos matelots, de tabac,
si nous en croyons Bellon. Une petite dose
prise par la bouche excite des vapeurs qui
montent au cerveau, trouble bénignement
l'imagination, comme fait le vin ; mais une
dose excessive fait entièrement évaporer

notre chaleur naturelle, et dissipe tout-à-
fait nos esprits, comme le safran, si nous
en prenons beaucoup.

Les Orientaux, qui aiment naturellement
l'excès de l'amour, ont l'imagination incessamment embarrassée d'objets lascifs, et
lorsqu'ils ont pris un peu d'opium, auquel
ils sont accoutumés, elle s'échauffe alors et
se trouble plus qu'auparavant; et comme
ils ressentent des démangeaisons et des chatouillemens par tout le corps, et principalement à leurs parties naturelles, je ne m'é-
tonne pas s'ils sont étourdis à la guerre et
si lascifs avec les femmes.

C'est un poison pour ceux qui n'y sont
point accoutumés, à moins que l'on ne soit
aussi sain et aussi robuste que l'étoit M. de
Charas, qui en prit douze grains. Quant à
moi, j'ai de la peine à en donner deux ou
trois grains de cru à mes malades les plus
vigoureux, me souvenant toujours des funestes effets que j'ai vu arriver par le mauvais usage de ce remède, et des préceptes
que nous donne Zuingérus sur cette drogue.

Je ne m'étonne pas si les Turcs et les
autres Orientaux ont une inclination si déréglée à prendre de l'opium, afin de jouir

II.   *

d'une volupté indicible. J'ai éprouvé les
vertus de cette drogue, dans une maladie
presque désespérée, en 1688, et je dirai
sincèrement ce que j'en ai ressenti. Tous
les remèdes m'étoient alors inutiles, dans
les vomissemens excessifs et dans le fâcheux
cours de ventre que je ressentois.

Je crus qu'il n'y avoit point au monde
d'autre moyen de me sauver que de prendre
deux grains d'extrait simple d'opium. Je ne
l'eus pas plutôt pris, que je me sentis guéri
comme par un miracle, et que, pendant un
jour entier, je ressentis des plaisirs que je
ne saurois exprimer. Une petite vapeur
douce et chatouillante couloit insensiblement, comme je le pense, par les nerfs et
les membranes externes de mon corps.

Cette vapeur me causoit une volupté excessive ; car depuis la nuque du cou et des
épaules, jusqu'au croupion, je sentois un
chatouillement qui me causoit un plaisir
parfait ; puis cette vapeur agréable, étoit
portée aux pieds et aux genoux, où je ressentois encore, principalement autour de
la rotule, des chatouillemens inexpliqua-
bles. Ce plaisir se fit ressentir plusieurs fois
en sommeillant, pendant ce jour-là, si bien
que je ne fus pas fâché d'avoir été malade,

pour avoir ressenti des plaisirs qui sont une ombre de ceux du ciel et une image d'une félicité suprême. Je ne m'étonne pas si les Levantins sont si friands d'opium, puisqu'il cause tant de plaisir à ceux qui en usent.

Les mouches cantharides ont tant de pouvoir sur la vessie et sur les parties génitales de l'un et de l'autre sexe, que si l'on en prend deux ou trois grains, l'on en ressent de telles ardeurs, que l'on est ensuite malade; témoin ce qui arriva ces années passées à un de mes amis qui vit encore. Son rival étant au désespoir de ce qu'il épousoit sa maîtresse s'avisa de mettre des cantharides dans un pâté de poires qu'il lui fit présenter le soir de ses noces. La nuit étant venue, le marié caressa tellement sa femme, qu'elle en fut incommodée; mais ces délices se changèrent bientôt en tristesse, lorsque cet homme, sur le minuit, se sentant extrêmement échauffé, avec une grande difficulté d'uriner, s'aperçut qu'il faisoit du sang par la verge. La peur lui augmenta le mal, qui fut accompagné de quelques foiblesses. On le traita avec tout le soin possible, et l'on appliqua à son mal des remèdes qui le guérirent avec de la peine.

L'herbe qu'Androphile, roi des Indes,

envoya au roi Antiochus, étoit l'herbe de
Théophraste, fort efficace pour exciter les
hommes à embrasser amoureusement les
femmes, et en cela surpassoit toutes les
vertus des autres plantes. S'il faut en croire
l'Indien qui en étoit le porteur, il assuroit
qu'elle lui avoit donné de la vigueur pour
soixante-dix embrassemens; mais il avouoit
aussi qu'aux derniers efforts ce qu'il rendoit
n'étoit plus de la semence.

Nous savons, par ceux qui ont voyagé
dans les Indes, que les Indiens sont beaucoup plus lascifs que nous, et que l'une de
leurs principales occupations est de prendre avec les femmes les plaisirs que l'amour
leur présente; parce qu'ils se plaisent à cet
exercice amoureux, ils ont trouvé des remèdes pour s'exciter davantage. Ils usent
ordinairement du bétel, de l'arecka, ou du
banghé, qu'ils prennent quelquefois seuls;
et qu'ils mêlent souvent les uns avec les autres, ou avec un peu de chaux de coquille.

L'herbe dont parle Théophraste est sans
doute l'une de ces trois choses; et si je suis
un bon devin, je choisirois plutôt le banghé
que les deux autres, fondé sur cette conjecture, que le banghé, au rapport de Clu-
sius, a des qualités semblables à celles du

maslach des Turcs, qui n'est autre chose
que l'ansiam des Orientaux, selon la pensée de Banhin. Si l'ansiam rend les hommes
plus allègres et plus lascifs, ainsi que nous
l'avons rapporté ci-dessus, le banghé ne
produira pas de moindres effets, si nous en
croyons ceux qui en ont usé; c'est-à-dire
qu'il nous rendra ardens à caresser les femmes, et nous causera en dormant d'agréables rêveries, si l'on s'en sert en petite
quantité; mais si l'on en prend beaucoup,
l'on en devient insensé : témoins les femmes
indiennes qui, voulant témoigner l'affection
qu'elles portoient à leurs maris pendant leur
vie, prennent beaucoup de banghé, qu'elles
mêlent avec du séfane, et se jettent ainsi
tout insensées dans le feu où l'on fait brû-
ler le corps de leurs maris défunts.

Cette conjecture en fait naître en moi
deux autres : l'une que le banghé des Orientaux est le benjoin des Egyptiens, que Cé-
salpinus dit avoir la semence dure et semblable à celle d'un petit cochon; l'autre que
c'est l'herbe que nous appelons stramonium
ou pomme épineuse, qui est une espèce de
solanum ; ou plutôt que nous nommons
chanvre, de la semence de laquelle on fait

commerce dans l'Orient, comme dans l'Occident on le fait du tabac.

Elles sont appuyées, ces conjectures, sur le rapport d'un honnête homme qui a passé quelques années dans les Indes, et qui m'a dit que les Orientaux usoient d'une petite semence qui les rendoient comme insensés auprès des femmes, et il me l'a dépeinte semblable à celle du stramonium : à quoi se rapporte fort bien ce qu'Hoffman avoit appris du médecin Ratzembach, qui lui avoit dit que les Turcs avoient, dans une forteresse qui fut prise par les Chrétiens en l'an 1595, une grande quantité de cette semence.

D'ailleurs le stramonium, que les Turcs appellent tatoula ou datoula, produit les mêmes effets que le banghé ; car si l'on donne un peu de sa semence avec du vin aux personnes qui y sont accoutumées, il les rend joyeuses, et remplit leur imagination d'objets qui ne sont point désagréables ; et parce que la plus grande passion des Orientaux est celle qu'ils ont pour les femmes, il ne faut pas s'étonner si, ayant l'esprit un peu troublé par la vertu de cette plante, ils ont en dormant d'agréables rêveries, et

qu'en veillant même ils se sentent extrêmement émus auprès des femmes.

Mais il ne faut pas trop s'y jouer ; car
si ceux qui y sont le plus accoutumés en
prennent la pesanteur de deux écus d'or, ils
en deviennent insensés pendant trois jours ;
si la dose est un peu plus forte, ils en meurent ; et une demi-once tue le plus robuste
de tous les hommes.

Ces conjectures, que j'avois faites autrefois, n'étoient pas, ce me semble, mal fon-
dées. Cependant j'ai appris depuis, de bonne
part, que le banghé des Orientaux étoit une
herbe et une composition qu'ils appellent
banghé, l'une et l'autre ; du moins les Perses
et les Levantins les nomment ainsi. Les barbares de Madagascar et des îles adjacentes
les plus voisines de l'Afrique les appellent
aleth, mangha ; les Egyptiens asis, assis,
ou axis ; et les Turcs azarath : or, l'assis
des Egyptiens ne signifie que de l'herbe par
excellence, que je crois être notre chanvre.
Puis examinant le banghé des Asiatiques,
et le benjoin des Egyptiens, je trouve qu'ils
sont le mangha des Africains, à quelques
lettres près. Ainsi on peut conclure que
l'herbe lascive dont Théophraste fait men-
tion est plutôt le chanvre que toute autre

chose, puisqu'elle a une odeur vineuse, et
qu'elle cause l'ivresse et trouble l'imagination. J'en dis de même de la composition
que l'on en fait, comme je l'ai écrit fort au
long dans mon livre de la boisson des peuples. Il ne faut donc pas que ce soit ni le
satyrion ni le stramonium, comme je l'ai
dit, ni le surnag des Africains, qui est peut-
être notre satyrion, ni enfin le ginzeng des
Chinois et des Tartares. J'avoue que les
Européens ne ressentent pas les mêmes effets de l'usage de ces narcotiques, que ceux
qu'ils produisent sur les Asiatiques et les
Africains. La coutume fait que ces drogues
produisent des effets différens dans ceux qui
en usent; et nous n'observons chez nous que
la tranquillité de l'âme, le plaisir de la dé-
mangeaison du corps, au lieu des égaremens
amoureux qui se remarquent chez les autres.
Si tous ces remèdes sont assaisonnés avec
de l'ambre ou du musc, ils seront beaucoup
plus efficaces, et exciteront davantage à
l'amour, l'expérience nous montrant que
ces deux parfums portent les humeurs aux
parties naturelles qui en sont chatouillées.
Je ne parlerai point ici de la chair de lion,
parce que l'expérience nous a fait connoître
qu'elle étoit ennemie des hommes; car un

médecin en ayant donné trois gros à Alizo Fanicus, pour l'exciter à aimer, il le tua au lieu de le guérir.

Les remèdes que l'on prend par la bouche ne sont pas les seuls qui excitent les hommes à embrasser amoureusement les femmes. Ceux que l'on applique par dehors y contribuent beaucoup, et l'on en forme des linimens pour en oindre les reins et les parties naturelles. Ces linimens se font avec du miel, du storax liquide, de l'huile de fourmi volante, du beurre frais ou de la graisse d'oie sauvage ; on y ajoute un peu d'euphorbe, du pied d'Alexandrie, du gingembre ou du poivre ; pour faire pénétrer les remèdes, et l'on y mêle quelques grains d'ambre gris, de musc, ou de civette pour le parfumer.

On peut encore appliquer des remèdes sur les testicules des hommes lents, pour les exciter à aimer ; et comme ces parties sont la seconde source de la chaleur, sellon le sentiment de Galien, ils la communiquent aussi à tout le corps ; car outre la force d'engendrer, ils fabriquent encore une humeur spiritueuse, qui nous rend robustes, hardis et courageux. Pour cela, on peut

II.					G

prendre de la poudre de canelle, de girofle, de gingembre et de roses, avec de la thé-riaque, de la mie de pain et du vin rouge.

Mais cet homme dont nous avons parlé ailleurs, après Celius Rhodiginus, se ser-voit d'un plaisant remède pour s'exciter avec une femme. Il se faisoit bien fouetter dans l'action; et si quelquefois, par respect ou par pitié, on le fouettoit avec plus de modération, il se mettoit en colère contre celui qui l'épargnoit, si bien qu'il n'étoit jamais plus content que lorsque la douleur l'obligeoit à satisfaire sa passion déréglée.

CHAPITRE VI.

Si l'homme prend plus de plaisir que la femme quand ils se caressent.

Il n'y a point de plaisir ni plus prompt ni plus grand que celui de l'amour; il réjouit dans un instant tout notre corps, et ravit de joie toute notre âme. Nous n'avons be-soin ni d'industrie ni de maître pour nous apprendre à aimer. La nature nous a im-primé dans le cœur je ne sais quoi d'amoureux, qu'elle cultive peu à peu, à mesure que nous croissons ; et quand elle nous incite à caresser une femme, je ne saurois dire en combien de manières elle nous fait naître des contentemens. Les approches de l'amour sont aussi délicieuses que la jouissance même. Le plaisir est extrême quand nous y pensons par avance, et le souvenir en est agréable. La douleur que nous souffrons à aimer nous plaît autant que le plaisir même. Enfin toutes les passions de l'âme sont, pour ainsi dire, les esclaves de cette passion amoureuse.

Le sentiment vif et indicible que nous avons dans les plaisirs du mariage, nous fait connoître celui qui en est l'auteur ; et je me persuade que Dieu a voulu nous en faire connoître l'excès et la grandeur, pour nous indiquer ceux que nous devons espérer à l'avenir. Je n'aurois osé avancer cette pensée, si saint Augustin ne me l'avoit fournie dans son livre XIV de la Cité de Dieu, chapitre XVII ; et je ne m'étonne pas, poursuit-il, si les plaisirs que nous prenons avec les femmes sont si excessifs, s'ils surpassent tous ceux que les hommes peuvent ressentir, et s'ils touchent si vivement au-dedans et au dehors, puisque notre âme et

notre corps en sont si puissammment émus.
La nature ne nous a pas permis d'éviter ces
voluptés, quelque saints que nous fussions,
quand, dans le mariage, nous voulons nous
appliquer à faire des enfans.

Si la nature n'avoit mis des délices extrêmes dans l'action de l'amour, je ne saurois
croire qu'un homme d'esprit pût se plaire
à se repentir si souvent : mais les idées
trompeuses de l'amour sont si engageantes,
qu'il est comme impossible de s'en garantir; et il faut que le plaisir que l'on prend
avec les femmes soit bien grand, puisque,
selon le sentiment de la plupart des théologiens, les diables en sont si friands.

L'expérience de tous les jours nous fait
voir que les plaisirs du mariage ne nous
rendent pas heureux; au contraire, il y a
peu de personnes qui ne se repentent après
les avoir pris, comme nous venons de le
dire. Il faut faire peu de réflexions sur les
attraits de l'amour, dont la nature nous a
charmés, pour connoître que ce n'est pas
où il faut nous arrêter; si bien que, pour
parler juste, il ne faut aimer les plaisirs du
mariage que pour la génération, et peut-
être pour être chaste et pour obéir aux ordres de Dieu, qui veut garnir le ciel de

bienheureux, dont nous sommes les organes
et les instrumens. Les hommes charnels
n'entendent point ce langage, il n'y a que
les spirituels qui le goûtent : car ceux qui
croient que le bien de l homme, dans le
mariage, consiste dans les plaisirs de la
chair ; et que le mal est ce qui le détourne
de ces plaisirs ; que ceux-là, dis-je, s'en
saoulent et qu'ils y meurent. Mais ceux qui
n'ont en vue que d'obéir à Dieu et satisfaire
à ses commandemens ; qui ont une femme
comme s'ils n'en avoient point, ainsi que
parle saint Paul, et qui ont pour ennemis
ceux qui les empêchent de faire leur devoir ; que ces personnes- là, dis-je encore,
se consolent en notre Seigneur !

Que si nous considérons le mariage avec
toutes ses suites en qualité d'hommes charnels, nous n'y trouverons que des malheurs
et des imperfections ; mais si nous l'examinons en qualité de chrétiens, nous verrons
que c'est l'ouvrage de Dieu, que Jésus-
Christ a perfectionné par sa grâce, laquelle
nous avons perdu par notre corruption. Si
nous ne nous servons du moyen de Jésus-
Christ, tous nos plaisirs, quelque licites
qu'ils pussent être, ne seront que des mal-

II.

heurs et des disgrâces. Sans Jésus-Christ,
le mariage est abominable ; avec Jésus-
Christ, il est aimable et saint, puisqu'il l'a
sanctifié, ainsi que tout ce qui en dépend.

J'avoue que nous ne saurions empêcher
que l'amour ne se fasse partout ressentir,
et que les hommes les plus retirés, qui ha-
bitent les grottes et les déserts, ne sauroient
éviter ses atteintes. Il les touche aussi bien
que nous ; et cette passion se fait connoître dans les forêts les plus affreuses,
aussi bien que dans les villes les plus peu-
plées.

La volupté du corps consiste à ne ressentir aucune douleur ; celle de l'esprit réside
dans la joie intérieure de n'être point esclave de ses passions : mais les plaisirs que
nous prenons dans le mariage sont quelque
chose de divin, s'ils ne passent pas les bornes de la raison. C'est ce qui obligea les
anciens à établir une Vénus honnête et mo-
deste, qui veilloit aux actions licites des
femmes mariées ; et c'est cette même volupté que la nature a donné comme des attraits pour la perpétuité de notre espèce.

Ce n'est point un crime de prendre des
plaisirs amoureux avec sa femme, si nous
en voulons croire saint Bonaventure et Sa-

lomon, le plus sage et le plus heureux des hommes, qui a le mieux parlé des plaisirs de l'amour, par l'expérience qu'il en avoit faite; et ne doit point se persuader que la nature ait joint les plaisirs à la conjonction des sexes, pour nous en faire un crime.

De ces trois sortes de voluptés, savoir, du corps, de l'esprit et de l'amour, la dernière est sans doute la plus forte et la plus grande; notre corps et notre âme se fondent de joie, pour ainsi dire, lorsque nous nous perpétuons; et ces deux parties de nous-mêmes ressentent tant de contentement, qu'on ne les a pu encore bien exprimer jusqu'à cette heure.

Si l'amour cause des égaremens et nous fait perdre l'esprit, c'est une preuve de la violence de ses voluptés. Notre siècle nous fournit assez d'exemples malheureux, sans en aller chercher dans les siècles passés, pour nous apprendre cette vérité. La chambre de justice que notre grand monarque a depuis peu établie contre les empoisonneurs nous marque assez, par les arrêts qu'elle donne, jusqu'où peuvent aller les emportemens de l'amour. Si ces voluptés n'étoient pas si charmantes, et qu'elles n'eussent pas tant d'empire sur notre esprit,

nous n'en verrions pas tous les jours tant
de funestes effets, et jamais Viturio et Fer-
rière n'auroient perdu la vie en voulant la
donner à un autre, si l'amour ne les avoit
charmés.

L'homme et la femme goûtent tous deux
des plaisirs extrêmes quand ils se caressent,
et j'aurois peine à dire lequel des deux en
reçoit le plus. Cependant, si l'on peut découvrir celui qui a les parties de la génération plus sensibles et plus entortillées, qui
engendre plus de vents, qui a l'imagination
plus mobile, je me persuade que la question sera aisée à décider.

On ne doute pas que nos parties secrètes
ne soient beaucoup plus sensibles que celles
des femmes; elles sont toutes nerveuses,
ou pour mieux dire elles ne sont que des
nerfs : au lieu que les parties des femmes
sont charnues, et par conséquent moins
sensibles que les nôtres. Si, entre toutes les
parties de notre corps, les nerfs ressentent
une plus vive douleur quand on les touche,
ils recevront aussi une plus grande volupté.
D'ailleurs nos vaisseaux spermatiques par
où passe la semence sont extrêmement entortillés, et nos testicules ne sont, à proprement parler, qu'un tissu de nerfs ou de

vaisseaux, pliés les uns sur les autres : si l'on pouvoit développer nos vaisseaux spermatiques, et qu'ensuite on les mesurât, je ne mentirois point en disant qu'ils sont plus longs huit ou dix fois que nous ne sommes hauts, au lieu que ceux des femmes ne sont pas plus longs que le doigt.

Si les vents sont nécessaires pour les plaisirs de l'amour, ainsi que nous l'avons prouvé ailleurs, nous avouerons que les hommes n'étant pas si réglés dans leur façon de vivre que les femmes, ils engendrent aussi beaucoup plus de vents et d'esprits flatueux.

Nous avons encore l'esprit plus ferme, l'imagination plus forte que les femmes; les filets de notre cerveau sont plus tendus et plus durs; et quand nous aimons, nous aimons plus fortement et plus voluptueusement. Les femmes, au contraire, ont l'esprit plus inconstant et l'imagination plus foible. Les fibres de leur cerveau sont plus mollets et plus flexibles; et bien qu'elles paroissent quelquefois aimer plus ardemment, elles ne ressentent pas pour cela plus de volupté que nous dans les caresses amoureuses.

Enfin notre sang est plus chaud et plus âpre que le leur, il s'agite avec plus de force,

et il s'est vu des hommes trembler de froid
à l'approche d'une femme qu'ils vouloient
embrasser, le cœur et le cerveau se défai-
sant alors de la plus grande partie de leur
chaleur et de leurs esprits, pour les envoyer
avec précipitation aux parties naturelles.

Nous sommes navrés de joie quand la semence, toute enflée d'esprits, se fait passage au travers de nos vaisseaux entortillés.
Les vapeurs chaudes et chatouillantes qui
s'en élèvent, et le mouvement précipité des
esprits qui pénètrent nos membranes ne
contribuent pas peu à nos voluptés excessives.

Bien que les femmes soient vivement tou-
chées des plaisirs de l'amour, quand nous
les embrassons, je ne saurois croire que leur
volupté y soit plus grande ; leur semence
est plus liquide et moins chaude ; elle n'est
pas remplie de tant d'esprits, et ne se darde
pas si promptement que la nôtre.

Quoi qu'il en soit, on pourroit dire que
la question demeure toujours indécise, et
que l'on ne sauroit la décider, si l'on ne
prend pour juge Thirésias, qui ayant été
femme et homme tout ensemble, peut
mieux qu'aucun autre juger du plus grand
plaisir de l'un et de l'autre des sexes. Ce

fut lui qui décida en faveur de Jupiter contre
Junon, et qui prononça que les femmes
prenoient plus de plaisir que les hommes,
quand elles en étoient embrassées.

En effet, on pourroit dire que les parties
naturelles des femmes s'agitent avec plus
de violence, quand elles veulent être hu-
mectées par la semence de l'homme, et la
femme ressent un plus grand plaisir lorsque
ses parties attirent et sucent nos humeurs,
qu'elles les pressent de toutes parts par la
conception, et qu'elles s'épuisent elles-mê-
mes par les épanchemens considérables, si
bien qu'il s'est trouvé quelqu'un qui a hardiment avancé que le plaisir des femmes
surpassoit d'un tiers celui des hommes.

Mais sans m'arrêter à ce dernier sentiment, qui ne me paroît pas le plus véritable,
je conclurai, avec Hippocrate, que les femmes ont beaucoup moins de volupté que
nous, mais que leur plaisir dure plus long-
temps. Car puisque la nature fait notre plaisir de peu de durée, elle a aussi voulu qu'il
fût extrême, au lieu que le contentement
des femmes étant moindre, elle les a récom-
pensées en le faisant beaucoup plus durer;
et c'est sans doute cette raison qui fit déterminer Thirérias à donner gain de cause à

Jupiter, prenant la durée pour l'excès du plaisir.

ARTICLE PREMIER.

De la Manière dont les personnes mariées doivent se caresser.

JE n'aurois point traité cette matière, si je ne l'avois trouvée dans les livres des casuistes, si mal agitée, qu'il est impossible que l'on en puisse tirer des conséquences véritables, à moins que de faire tort à la vérité. Le fondement de cette question se trouve dans l'expérience, dans les livres de la nature, ou dans ceux des fameux médecins, que la plupart des théologiens, des casuistes et des confesseurs n'ont jamais lus, si bien que je ne m'étonne pas s'ils se trompent si lourdement dans ces sortes de matières.

La fin du mariage, selon le sentiment de l'Eglise, est de faire des enfans, et d'assouvir médiocrement sa concupiscence. Elle blâme la seule volupté dans les caresses de femmes, et la condamne comme un crime capital, si elle passe les bornes de la raison.

La religion chrétienne a donc en abomination les caresses de l'homme et de la femme qui ne se font que par délices ; et la médecine, qui s'emploie à conserver la vie des hommes, nous donne des lois qui ne peuvent souffrir que nous abusions des contentemens que la nature nous y présente. C'est contre cette vie abominable que saint Paul crie si haut dans le premier chapitre de son Epître aux Romains.

Toutes les postures que la courtisane Cyrenne inventa autrefois, jusqu'au nombre de douze, pour se caresser, que Pheileinis et Astinase publièrent, qu'Eléphantis composa en vers Léonins, et que l'empereur Tibère fit ensuite peindre autour de sa salle, nous font bien voir que les femmes savent mieux que nous toutes les souplesses de l'amour, et qu'elles s'abandonnent plus aux voluptés amoureuses. En effet, leur passion est plus violente, et leur plaisir dure plus long-temps ; c'est comme un feu qui s'entretient dans du bois verd, par la foiblesse et la légèreté de leur jugement.

Quoiqu'un homme ait entrepris, dans ces derniers siècles, de parler des postures de l'amour, et qu'il en ait fait graver de belles planches par les Carrache, je suis pourtant persuadé qu'il n'y a pas si bien réussi que les femmes qui s'en sont mêlées ; car dans ces sortes de matières, partout où elles sont, elles emportent le prix.

La nature a appris à l'un et à l'autre sexe les postures permises et celles qui contribuent à la génération, et l'expérience a montré celles qui sont défendues et celles qui sont contraires à la santé.

Nos parties amoureuses n'ont pas été faites pour nous caresser debout, comme les hérissons ; nous altérons notre santé dans cette posture, et nous nous opposons même à la génération ; car toutes nos parties nerveuses travaillent alors, et se ressentent de la peine que nous nous donnons. Les yeux en sont éblouis, la tête en pâtit, l'épine du dos en souffre, les genoux en tremblent, et les jambes semblent succomber sous la pesanteur de tout le corps. C'est la source de toutes nos lassitudes, de nos gouttes et de nos rhumatismes : mais encore la génération en est empêchée, car la matière que nous communiquons à une femme n'est jamais bien reçue dans le lieu que la nature a destiné à cet usage. Le conduit de la pudeur est trop pressé par la posture de la femme, quand nous l'embrassons ainsi.

Être assis n'est pas non plus la posture qu'il faut à un amour bien réglé. Les parties naturelles ne se joignent qu'avec peine, et la semence n'est pas toute reçue pour faire un enfant accompli dans toutes les parties.

L'homme qui, selon les lois de la nature, doit avoir l'empire sur la femme, et qui passe pour le maître de tous les animaux, est bien lâche de se soumettre à une femme quand ils veulent prendre ensemble des plaisirs amoureux. Si cette femme est émue d'une passion déréglée, et qu'elle veuille s'adonner aux voluptés d'un amour impudique, il n'est pas de l'honnête homme de lui plaire ni de se soumettre lâchement à elle. C'est une atteinte qu'il donne à son privilége, et une honte qu'il s'attire par sa propre complaisance.

Au lieu de faire des enfans, on rend, par cette posture, une femme stérile, et si par hasard il en vient quelqu'un, il est ou petit ou imparfait. Le peu de matière que le père donne pour le former fournit si peu d'esprits, que l'âme, qui doit un jour s'en servir comme d'instrument pour ses belles facultés, ne fait dans la suite rien qui vaille, et les enfans en deviennent mains, boiteux, bossus, louches, imprudens ou stupides. Il ne faut point aller chercher ailleurs des marques du déréglement de ceux qui leur ont donné la vie, que ces mêmes enfans contrefaits.

La plus commune des postures est celle qui est la plus licité et la plus voluptueuse. On se parle bouche à bouche, on se baise, on se caresse, quand on s'embrasse par devant.

Si un homme est trop pesant, et que la femme soit extrêmement délicate, il me semble qu'on n'agiroit point contre les lois de la nature, si l'on se caressoit de côté, à l'imitation des renards : on éviteroit, par cette posture, tous les accidens auxquels une femme délicate peut être exposée dans la posture la plus commune, et il n'arriveroit jamais par-là de suffocations ni de fausses couches.

Je mettrois ici la posture de caresser une femme par derrière, parmi celles qui sont contre les lois de la nature, si un philosophe et deux médecins ne disoient le contraire. En effet, toutes les bêtes, si nous en exceptons quelques-unes, se joignent de la sorte ; et, pour engendrer, la nature ne leur a pas appris d'autre moyen que celui-là. La matrice des femelles est alors plus en état de recevoir la semence du mâle; elle la retient et la fomente plus commodément, si bien que, ne s'écoulant pas si aisément de leurs parties naturelles que dans une autre posture, l'expérience leur a fait voir que l'on rendoit ainsi fécondes des femmes qui étoient stériles auparavant.

Il est certain que l'anatomie nous montre que la matrice est beaucoup mieux située pour la conception, lorsqu'une femme est sur ses mains et sur ses pieds, que quand elle est sur son dos. Le fond de cette partie est alors plus bas que son orifice, et il n'y a qu'à jeter de la semence, elle y coule d'elle-même, et, par sa propre pesanteur, elle tombe où elle doit être conservée pour la génération. Cette posture est la plus naturelle et la moins voluptueuse. L'action de l'amour nous donne d'elle-même assez de plaisirs, sans en chercher de plus grands par une autre figure, et je ne doute pas que les casuistes ne nous permissent d'en user de la sorte, pour éviter l'excès de la volupté dans les embrassemens des femmes.

Si une femme est naturellement si grasse

II.

qu'elle ait le ventre en pointe, qui s'oppose à l'approche de son mari, fera-t-on une dissolution du mariage, plutôt que de conseiller à cet homme de caresser sa femme par derrière ?

Mais encore, puisque la loi commande à un mari de rendre le devoir à sa femme quand elle témoigne l'aimer ardemment, elle oblige aussi la femme de rendre ce même devoir à son mari, quand il ne peut dompter sa passion. Si par hasard il veut éteindre sa concupiscence sur la fin de la grossesse de sa femme, ne pourroit-on pas alors lui permettre de la caresser par derrière, plutôt que d'étouffer l'enfant qui est sur le point de naître, ou que d'aller lui-même chercher ailleurs à faire un crime? Dans cette posture, il n'y a point de crainte pour une fausse couche ; l'épine du dos souffre plutôt que le ventre des secousses que l'amour inspire aux hommes dans cette rencontre.

En effet, saint Thomas (1), qui est esti-

_____

(1) Monuerim aliquando conversionem debiti situs omnino culpâ vacare : cùm non captandæ voluptatis gratiâ, sed aliqua justa causa intercedit, scilicet ob pinguedinem viri suffocandique fœtum metum, 4. D. 51. IN EXPOS. LITTERALI.

mé parmi les théologiens pour un des meilleurs casuistes qu'il y ait, est de ce sentiment. Il nous apprend qu'il n'y a point de
crime quand des personnes mariées se caressent par derrière, pourvu que ce ne soit
pas à dessein de prendre des plaisirs excessifs, mais seulement pour des causes légitimes, comme lorsqu'un homme a le ventre trop gros, et qu'il a peur d'étouffer dans
les entrailles de sa femme l'enfant qui en
doit bientôt naître.

Si Paul Éginette et Mercurial, après le
philosophe Lucrèce, ont été de ce sentiment, que les femmes concevoient plutôt
en les caressant par derrière que par devant,
je ne saurois me persuader qu'ils aient voulu
parler de ce crime énorme, auquel l'Ecriture ne donne pas de nom. On ne conçoit
jamais de la sorte; et les philosophes, qui
suivent les lois de la nature, ne sont jamais
infectés d'opinions qui soient contraires à
ses maximes. Il est donc permis de caresser sa femme de quelque manière que ce
soit, pourvu que la volupté ne soit pas excessive, que notre santé n'y soit pas inté-
ressée, et que l'on ne commette point de
fautes contre la propagation des hommes.
C'est ce que pensent saint Thomas, comme

je l'ai dit, le cardinal Cajétan, Albert-le-Grand, Abulensis, sur saint Mathieu, et quelques autres casuistes.

Mais je m'aperçois ici, plus qu'ailleurs, que les choses dont je parle sont trop délicates pour en dire davantage. Je proteste que je n'ai pu choisir des termes moins durs, pour expliquer mon sentiment sur ce sujet; et si j'ai passé quelquefois les bornes de la bienséance, comme le fit autrefois saint Augustin, on peut croire que ce n'a été que par la force de la matière que je traite.

ARTICLE II.

Si l'on se trouve plus incommodé de baiser une femme laide qu'une belle.

La beauté est un des plus grands priviléges que la nature nous ait donnés pour avoir de l'autorité sur les autres. C'est cette qualité qui exerce sur les hommes une espèce de tyrannie, et qui les charme d'une manière si extraordinaire, que même les plus barbares en sentent les attraits. C'est ce qui oblige encore aujourd'hui quelques peuples de l'Afrique à mettre sur le trône les hom-

mes les mieux faits d'entre eux ; et c'est
aussi ce qui inspiroit à un évêque de Milan
de choisir pour ses laquais des personnes
les mieux faites et les plus accomplies.

La beauté que l'on admire dans les femmes est un puissant aiguillon pour nous exciter aux délices de l'amour : elle nous engage à les aimer ; et ce que l'avocat Hipéris
n'avoit pu gagner par son éloquence sur l'esprit des juges., la beauté de Phryné l'em-
porta hautement. Il n'y a pas moyen de se
garantir des charmes d'une jeune personne
qui a toutes les grâces à sa suite : elle ménage nos inclinations comme il lui plaît, et
la tyrannie de la beauté dont elle est ornée
est si puissante, que, malgré nous, nous
devenons ses esclaves ; témoin Néron qui,
gagné par les attraits de Poppée, ne put
jamais se garantir des attraits de ses charmes : sa beauté lui enflamma le cœur, et
l'appela au dernier plaisir, comme Pétrone
nous le rapporte (1).

On diroit que la nature a fait un chef-
d'œuvre en formant cette femme : en effet,
sa taille est haute, bien prise, et des plus

_____

(1) Ipsa corporis pulchritudine ad se vocante
trahebat ad venerem.

fines ; son air a un je ne sais quoi si rempli
de majesté, qu'il inspire du respect aux
plus hardis ; son humeur est agréable, son
esprit est vif et brillant. A la considérer en
particulier, son embonpoint est accompli,
et le tour de son visage est merveilleux. Ses
dents sont blanches; ses joues et ses lèvres
sont de couleur de rose, son front est assez
large ; ses yeux sout grands et bleus, bien
ouverts et pleins de feu ; ses sourcils noirs;
sa bouche et ses oreilles petites ; son nez
bien fait ; sa gorge un peu élevée ; ses mains
longues et ses doigts déliés ; sa poitrine
large, son flanc pressé, ses pieds petits et
délicats : en un mot, la beauté femelle a
tout ce qui peut nous séduire en s'emparant
de notre raison. Et si l'on veut une beauté
qui plaisoit aux anciens, je dirai, avec Pétrone, qu'elle a les cheveux naturellement
frisés, qui lui battent agréablement les
épaules ; que son front est petit, au-dessus
duquel on voit de véritables cheveux re-
troussés agréablement ; que ses sourcils se
courbent ; que ses yeux sont plus brillans
que les étoiles dans l'obscurité de la nuit ;
que son nez est un peu aquilin ; que sa bouche est petite, semblable à celle de la Vénus
de Praxitèle ; enfin que son visage, sa gorge,

ses bras et ses jambes ornés de liens, de colliers et de bracelets d'or effacent la blancheur du marbre le plus estimé.

En vérité, il est bien malaisé de garder une fille pour qui tous les hommes soupirent. Un homme même, à qui la nature a fait présent d'une beauté extrême, a bien de la peine à se garantir des insultes des autres hommes; et si Spurine, gentilhomme toscan, ne se fût blessé au visage pour en effacer la beauté, jamais il n'eût été à lui-même, et cette beauté eût été assurément une des principales sources de l'embarras et des désordres de sa vie. Pour les belles femmes, il y en a peu qui n'aient été superbes et impudiques : et il me semble aujourd'hui qu'il ne faut être que belle pour n'être pas estimée vertueuse, ou pour ne l'être pas en effet.

> Que rarement la chasteté
> Se soutient avec la beauté!
> Qu'il est charmant de plaire et de passer pour belle?
> Et que de ce plaisir flatteur
> A l'engagement de son cœur
> La pente est douce et naturelle!

C'étoit autrefois cette beauté à laquelle l'on donnoit des couronnes de myrthe, et c'est encore aujourd'hui cette même beauté qui a tant de pouvoir sur l'âme des hommes, qu'il s'en est vu qui, étant presque impuissans à l'amour par la froideur de leur tempérament, en ont été échauffés, et se sont trouvés capables de génération.

Cette beauté, qui est un don de Dieu, a tant d'empire sur notre âme, et ménage si peu nos passions, qu'elle les fait agir comme si elles lui appartenoient; et jamais Urie n'auroit été sacrifié à la passion d'un prince, si Bethsabée n'avoit été belle.

A la vue d'une belle femme tout s'émeut chez nous, et notre amour, qui au rapport de saint Jérôme n'est autre chose, dans l'Écriture, que la charité et le désir de la beauté, est souvent si excessif, que nous ne pouvons nous ménager là-dessus sans avoir des forces surnaturelles. Un casuiste seroit bien fâcheux s'il vouloit nous persuader que nos actions sont criminelles, lorsque, transportés de la beauté d'une femme, nous la caressons avec ardeur : alors notre chaleur s'augmente dans notre cœur; nos parties naturelles se gonflent et s'agitent en dépit de nous; si bien qu'elles nous montrent, par leur mouvement importun, que la beauté a des attraits pour elles. En effet, les jours ne nous semblent durer que des

momens en la compagnie d'une belle femme, et alors nous ne nous apercevons presque pas que nous avons faim, et nous mé-
prisons toutes les incommodités qui accompagnent ordinairement le plaisir de l'amour.
Nos caresses réitérées ne nous semblent ni
fades ni ennuyeuses ; la beauté les fait re-
naître sans peine, et nous donne de nouveaux désirs et de nouvelles forces pour la
jouissance.

Je m'étonne que les plaisirs du mariage
soient présentement en horreur, et qu'on
nous défende d'en jouir. Je ne sais si cela
est bien dans l'ordre, que d'établir le mariage comme une chose sainte et vénérable,
et d'avoir de l'horreur pour les plaisirs qui
en sont inséparables : c'est avoir de l'appétit, et vouloir manger et boire, sans s'a-
percevoir que l'on en a. Qu'y a-t-il de plus
contraire à la raison, que d'honorer un sa-
crement, et en même temps d'abhorrer ce
qui en est le sceau ? Mais Dieu est admirable dans tout ce qu'il fait ; il a mis dans la
femme une beauté qui nous charme, et en
même temps des plaisirs excessifs pour l'action du mariage ; cependant il nous défend
d'en jouir avec excès. Sans ce contre-poids

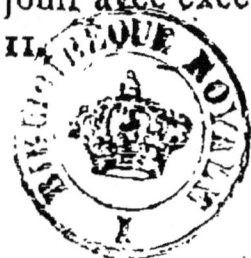

BIBLIOTHÈQUE ROYALE

nous serions malheureux, et nous nous je-
terions du côté des plaisirs, qui nous expo-
seroient sans doute à toutes sortes de maux,
et qui empêcheroient la génération, qui est
le véritable dessein de Dieu.

La laideur au contraire calme tous nos
transports : bien loin de nous exciter à aimer, elle nous fait abhorrer les plaisirs de
l'amour. Si par hasard nous sommes obligés de nous approcher d'une femme laide,
nos parties naturelles s'abattent au lieu de
se roidir, et nous sentons dans notre cœur
je ne sais quoi qui nous rebute et nous empêche de nous joindre amoureusement. Si
nous voulons le faire par des principes de
devoir ou de nécessité, il nous faut du temps
pour nous y disposer, et encore après cela
nous ne nous trouvons presque jamais en
état de presser amoureusement une laide
femme. Il faut qu'Anacharsis se couche, et
s'excite long-temps, sans cela il n'agiroit
point, et ses parties n'obéiroient jamais à
sa passion languissante.

Alors nous ressentons en nous du feu et
un glaçon : la nature nous embrâse le cœur
pour nous joindre ; en même temps cette
même nature glace nos parties amoureuses
pour fuir, exprimant ici la pensée de saint

Augustin. Ces deux passions opposées nous cause d'étranges peines ; et si l'amour l'emporte quelquefois sur l'erreur, ce que nous prêtons à cette femme nous épuise tellement, que nous sommes ensuite accablés des mêmes incommodités qui arrivent à ceux qui abusent des plaisirs de l'amour. Le cœur, en qui la laideur a éteint la plupart de ses esprits, est fort incommodé après en avoir communiqué à nos parties naturelles ; et le cerveau, où ces passions opposées se font la guerre, s'affoiblit incessamment quand il faut envoyer ses esprits ailleurs : si bien que l'on pourroit dire qu'une seule caresse faite à une laide femme cause plus de foiblesse et de défaillance que six que l'on aura faites à une belle. La beauté a des charmes qui dilatent notre cœur, et qui en multiplient les esprits, mais la laideur a je ne sais quoi qui le ferme et qui le glace.

S'il naît par hasard des enfans de ces conjonctions forcées, ce ne sont que des personnes pesantes et stupides, qui nous marquent évidemment le peu de contentement qu'a pris leur père dans les caresses de leur mère.

Il est donc vrai que l'on se trouve beau-

coup plus incommodé quand l'on embrasse
une laide femme, que quand l'on en caresse
une belle; et que, si j'ose décider en théo-
logien, c'est un plus grand crime de caresser une laide femme que d'en caresser
une belle : car s'il y a des charmes dans
celle-ci, dont on ne puisse se garantir, il y
a des défauts dans l'autre qui ne devroient
pas permettre de s'en approcher : si on le
fait sans y être attiré par la beauté, la
bonne grâce et les autres agrémens qui nous
éblouissent pour l'ordinaire. Il faut croire,
avec saint Chrysostôme, que, s'excitant
contre les lois de la nature, le crime est
beaucoup plus grand de ce côté-là que de
l'autre.

Si je voulois conseiller à quelqu'un de se
marier, je lui dirois qu'il n'épousât ni une
belle ni une laide femme. La première auroit trop d'empire sur lui, et seroit plutôt
commune que particulière. L'autre lui cau-
seroit cent repentirs ; et peut-être le di-
vorce, s'il n'avoit une vertu toute particulière.

CHAPITRE VII.

Si ceux qui ne boivent que de l'eau sont plus amoureux , et s'ils vivent plus long-temps.

Nous commençons à mourir dès que nous commençons à vivre ; et bien que les causes de la vie et de la mort semblent être si opposées entre elles , elles sont pourtant très-étroitement unies en nous-mêmes. La vie subsiste par le moyen de la chaleur naturelle , dont l'âme se sert comme d'un instrument qui lui est absolument nécessaire. La mort est la perte de cette même chaleur, qui agissant continuellement sur notre humide radical, le dissipe sans cesse en se détruisant soi-même.

La nature , qui a une prévoyance admirable pour conserver tout ce qu'elle a fait , n'a jamais voulu consentir à la perte de ses productions ; elle a su s'y opposer par deux moyens : la nourriture répare incessamment ce que la chaleur naturelle consume

II.   *

dans les animaux, et la génération perpétue leur espèce.

D'un côté, parce que les animaux dissipent tous les jours de trois sortes de matières qui les composent, la nature a donné l'air, les alimens et la boisson, pour réparer, par autant de moyens, ce qu'ils perdent à tout moment. La première remplace les parties les plus spiritueuses; l'autre rétablit les plus solides; et la dernière enfin répare les plus humides.

D'un autre côté, cette même nature a caché dans les animaux des feux secrets, qu'elle ménage adroitement pour conserver leur espèce; elle a distingué leur sexe non seulement par leur complexion, mais par la différence de leurs parties.

Tous les animaux se joignent de la même façon les uns que les autres : la belette, la vipère et les poissons ne conçoivent pas par la bouche, ainsi que quelques-uns l'ont voulu persuader, mais par les parties que la nature leur a données pour la génération; les cavales de Portugal engendrent de la même façon que les femmes : il faut être fou pour croire que ce soit le vent du septentrion qui les rend fécondes.

On ne sauroit exprimer quels ardens désirs les animaux ont de se joindre, quels contentemens ils ressentent lorsque l'amour les y convie ; et, pour ne parler ici que de l'homme , quels plaisirs l'accompagnent dans cette action amoureuse.

L'air est si nécessaire pour remplacer dans nos corps les parties les plus subtiles qui s'évaporent incessamment, qu'au même instant que nous en manquons, nous cessons de vivre , et nous vivons même misérablement s'il est impur et mêlé de vapeurs et d'exhalaisons qui nous sont contraires. Il est encore aussi ennemi de nous-mêmes, s'il n'est pas agité par des vents qui en corrigent les mauvaises qualités , et qui l'empêchent de se corrompre ; de là vient aussi que presque tous les ans on est affligé de la peste dans la ville de Gênes , le vent du septentrion ne pouvant y faire sentir ses qualités salutaires , à cause des montagnes qui couvrent cette ville de ce côté-là.

L'aliment ne nous est pas moins nécessaire que l'air ; il ne doit pas avoir des qualités excessives , ni une matière trop étrangère pour nous nourrir , mais un certain tempérament et une certaine matière qui le fasse aisément changer en toutes nos parties.

Cet aliment que reçoit tous les jours notre

estomac ne sauroit s'y cuire sans qu'il y ait
quelque liqueur pour le dissoudre ; et nous
ne saurions vivre sans qu'il se fasse dans
cette partie noble une espèce d'ébullition,
par le moyen de laquelle nous puissions ensuite nous nourrir ; car comme dans une
grande sécheresse les plantes meurent faute
de pluie, ainsi nous cesserions bientôt de
vivre si nous ne nous servions de quelque
breuvage qui, favorisant nos coctions, ré-
parât incessamment toutes les parties humides qui s'évaporent tous les jours en
nous-mêmes.

Plus les choses sont nécessaires à la vie,
plus on a de plaisir à les posséder ; et parce
qu'il n'y a rien au monde de plus nécessaire
que la boisson, aussi le contentement est
excessif, quand nous en assouvissons notre soif. La faim n'est pas si violente que
la soif, qui est un désir de se rafraîchir et
de s'humecter, ce qui fait que les buveurs
d'eau prennent tous les jours beaucoup plus
de précaution, et pour l'espèce de breuvage,
et pour la manière de s'en servir.

Mais parce qu'il y a de plusieurs sortes
de breuvages, dont les uns sont plus sains
que les autres, celui qui est le plus propre
à étancher la soif est aussi celui que la na-

ture, comme une mère et une nourrice
commune, nous a rendu le plus commun.
Je sais que l'art en a inventé de plusieurs
sortes, que l'on a faites par l'infusion et
par la décoction de quelques racines, de
quelques fleurs, de quelques semences, ou
enfin par le mélange de sucre, de miel, de
canelle, de levain, de vinaigre, et de quantité d'autres choses que les hommes ont
cherchées, pour s'empêcher de boire de
l'eau crue, et pour se faire mourir, ce me
semble, avec plus de volupté. C'est ainsi
que l'on a fait le vin, le cidre, la bière,
l'hydromel, le chocolat, le sorbet; en un
mot, toutes sortes de boissons.

De toutes les boissons, nous ne nous servons guère ici que de vin et d'eau ; car pour
les autres liqueurs, et principalement pour
la bière et pour le cidre, on n'en use guère
où le vin est commun. Mais parce qu'on en
en boit quelquefois, je dirai que la bière,
outre qu'elle est un peu amère et désagréa-
ble à boire, embarrasse fort les entrailles
par l'épaisseur et la viscosité de sa matière,
et souvent y fait naître des vents et des
trauchées ; elle cause des ardeurs d'urine ;
les nerfs et les reins en sont incommodés ;
elle apporte même des douleurs de tête,

enfin, par son usage continuel, elle donne quelquefois naissance au scorbut et à la ladrerie blanche, ainsi que nous le démontrâmes il y a quelques années, dans un Traité de cette première maladie, que nous fîmes imprimer par ordre de monseigneur Colbert de Terron.

Le cidre est accompagné d'une humidité superflue qui ruine le foie et qui y assemble, avec le temps, beaucoup de mauvaise humeur. La gale et la foiblesse des sens viennent souvent de son usage immodéré, et nous avons quelquefois observé que, pour peu qu'on ait des dispositions à la ladrerie blanche, le cidre suffisoit pour rendre cette maladie incurable.

Le vin, que l'on peut nommer le sang de la terre, est l'ennemi capital des enfans; la jeunesse en est corrompue, parce qu'elle s'en sert comme d'un doux poison. Mais pour ne m'étendre pas davantage sur ce sujet, l'on me permettra de dire qu'en général il est contraire à tous les âges, par l'excès de sa chaleur et de son humidité; d'où vient que les maladies chaudes ou froides qui sont causées par son excès conduisent ceux qui en sont attaqués dans des suites funestes

et dans des convulsions horribles , qui les
mènent indubitablement à la mort.

Nous avons presque tous tant que nous
sommes les entrailles échauffées , la tête
foible, le sang trop chaud , et nous sommes
sujets, principalement en cette ville, à des
fluxions importunes. Ce siècle est rempli
de bilieux et de mélancoliques, par l'excès
d'une bile brûlée. Les maladies aiguës sont
toutes ordinairement accompagnées d'une
chaleur insupportable ; et ce seroit alors
faire une grande faute que d'user du vin,
puisqu'il ne convient pas même aux personnes saines, à moins qu'il ne soit bien
trempé. L'eau , au contraire , appaise d'a-
bord la fureur des fièvres ; elle tempère les
entrailles qui en sont incommodées, et guérit presque elle seule les grands maux qui
souvent ne peuvent être combattus sans son
secours.

L'eau est un élément le plus beau et le
plus nécessaire de tous : elle est tellement
utile à la vie spirituelle et temporelle, que
nos plus sacrés mystères ne sauroient être
célébrés sans eau, et que nous ne saurions
vivre sans en avoir. La nature même, pour
le répéter, l'a estimée si nécessaire aux
hommes, qu'elle en a mis partout où l'on

peut se trouver, et je puis dire que ç'a été
l'eau plutôt que le feu qui a été la cause
que les hommes se sont mis ensemble pour
faire des villes.

La meilleure de toutes les eaux est celle
qui est froide, claire, pure, légère et sans
saveur; ce que l'on peut appeler douceur
dans l'eau, qui s'échauffe en peu de temps,
et qui se refroidit de même; enfin, pour
être bonne, elle doit être sans odeur, elle
doit plaire à la langue et au palais, et être
agréable à la vue. Ce sont des marques assurées qu'elle passera bientôt par les urines,
et qu'elle ne chargera pas l'estomac après
l'avoir bue. Celle qui sort de la crevasse
d'un rocher exposé au soleil levant, aura
toutes ces bonnes qualités; mais l'on doit
bien prendre garde de ne pas s'y tromper,
comme fit autrefois l'armée du prince Cé-
sar Germanicus aux côtes de Frise, où elle
but de l'eau d'une fontaine minérale, qui
la rendit en peu de temps presque toute
scorbutique.

L'eau de fontaine, de puits, de citerne,
ou de rivière, est très-excellente à boire,
pourvu qu'elle ait les qualités que nous venons de dire. Il faut que la fontaine soit fort
nette, le puits découvert, la citerne garnie

de gros sablons ou de petits cailloux , et que la rivière n'ait point de boue dans son lit.

L'eau de quelqu'une de ces espèces étanche merveilleusement la soif, répare l'humeur radicale, empêche la dissipation , et tempère la chaleur des hommes , de quelque âge et de quelque région qu'ils puissent être : elle sert à toutes les coctions qui se font dans notre corps; elle distribue l'aliment qui nourrit nos parties ; elle appaise puissamment les ardeurs de la colère et de la bile que le vin excite d'une manière extraordinaire. C'est l'usage de l'eau qui fit autrefois nommer sages les rois de Perse, qui faisoient porter, partout où ils alloient, de l'eau du fleuve d'Eulée ou Chouaspe. En effet , l'eau nous cause de grands biens; elle nous humecte et nous donne une liberté de ventre ; elle empêche que les vapeurs chaudes et bilieuses ne nous fassent mal à la tête ; elle nous fait dormir avec beaucoup de plaisir et de tranquillité , et les fluxions n'en sont jamais excitées comme par le vin.

Après tout , si nous considérons les bons effets que produit l'eau dans ceux qui en usent ordinairement, nous verrons qu'elle rend la couleur plus agréable, l'haleine plus

douce, et les sens plus vifs ; qu'elle répare
les forces, et qu'enfin elle fait vivre plus
doucement. En effet, Samson n'eût jamais
été si fort, si sa boisson ordinaire eût été
autre chose que de l'eau.

Le vin, au contraire, émousse la pointe
des sens, augmente les douleurs de tête, et
fomente la chaleur des entrailles, qui est
souvent excessive ; il brouille l'imagination,
il efface la mémoire et trouble la raison ; il
corrompt les humeurs, et souvent il cause
par son excès la stérilité des femmes, ou
du moins des maladies incurables aux enfans qui naissent de parens débauchés.

Qu'on ne me dise donc pas que le vin
réveille l'âme et qu'il excite l'esprit, car
je répondrai que cette vigueur artificielle
ne dure pas long-temps quand on en use
avec excès : il est comme de la chaux vive
que l'on jette au pied d'un arbre, qui rend
à la vérité son fruit plus coloré et plus mûr,
mais tue l'arbre bientôt après.

Qu'on ne me dise pas encore, pour mé-
priser l'eau, qu'elle ne convient ni aux sains
ni aux malades ; qu'Hippocrate et Galien se
servoient de vin pour guérir la plupart des
maladies aiguës : car si l'on examine de bien
près ce que ces deux médecins en rappor-

tent, l'on verra aussitôt que la boisson qu'ils donnoient quelquefois à leurs malades étoit plutôt de l'eau que du vin, puisqu'ils ne mêloient cette liqueur parmi l'eau que pour en ôter la crudité. Je pourrois rapporter ici, pour faire valoir l'eau, ce que ce dernier médecin a laissé par écrit, qu'il n'a jamais vu personne attaqué de fièvre ardente qu'il n'ait guéri après lui avoir donné abondamment de l'eau fraîche à boire.

Mais ce ne seroit point encore assez pour l'éloge de l'eau, que d'avoir rapporté ce que nous avons vu ci-dessus, si la semence dont nous sommes formés ne lui étoit semblable ; si nous ne nagions parmi les eaux dans le ventre de nos mères, et si notre cœur même n'en étoit incessamment arrosé.

La nature, qui est l'ouvrière de toutes choses, nous veut sans doute marquer par-là que comme l'eau est ce qui nous donne l'être, et nous le conserve ensuite dans les eaux de nos mères, elle doit aussi être la principale chose qui nous fasse vivre, lorsque nous en sommes sortis, puisqu'elle nous sert de principe pour perpétuer notre espèce.

Vénus, qui n'est autre chose que la passion de l'amour, nous fait encore voir que

l'eau est une excellente chose, et qu'on la
doit préférer à toutes les liqueurs, puisqu'elle en a voulu tirer son origine. Avant
le déluge, les hommes ne buvoient que de
l'eau, et l'on sait quel âge ils vivoient alors,
puisqu'il s'en est vu qui ont atteint des huit
et neuf cents ans : et présentement même
il y a plus des trois quarts des hommes qui
ne se servent que de cette boisson, parmi
lequels il y en a beaucoup qui vivent des
siècles entiers. Cette façon de vivre n'est
point misérable, comme quelques-uns se
le persuadent ; c'est un réfuge assuré contre
la misère ; et c'est par cet artifice que de
grands hommes ont vécu long-temps, qu'ils
ont l'esprit sain et le corps robuste, et qu'ils
ont été agréables à Dieu et aux hommes.
Depuis que l'on a porté du vin et de l'eau-
de-vie dans le Canada, les Iroquois, les
Hurons et les Algonquins ne vivent pas si
long-temps qu'ils faisoient auparavant ; ils
sont même sujets, pendant le temps qu'ils
vivent, à des maladies surprenantes, qui
ne viennent sans doute que de ce qu'ils ne
boivent plus d'eau.

Ajoutons encore à cela que la nature a
des appétits secrets pour demander ce qui
est le plus propre à la vie ; et parce qu'il

y a dans de certaines personnes une répu-
gnance à boire du vin, et une inclination à
boire de l'eau, il faut aussi croire qu'elle
leur a donné assez de chaleur pour ne pas
en devoir chercher au-dehors par l'usage
du vin.

Ceux qui ne boivent que de l'eau ont souvent plus de santé que les autres ; ils ont la
vue plus perçante et l'esprit plus éclairé ;
ils aiment davantage les sciences, et sont
plus propres au conseil et aux grandes affaires. Il est vrai que le vin nous donne du
feu et nous fait paroître plus spirituels que
nous ne le sommes ; mais en vérité il ne nous
cause de l'éclat que dans la superficie.

L'amour des femmes suit notre tempérament, et l'expérience nous fait voir qu'il
y a des hommes plus chauds et plus amoureux les uns que les autres. La chaleur est
le principe de toutes les choses ; elle entre
dans toutes les actions de la nature ; et parce que la génération en est la plus belle et
la plus considérable, aussi ne s'accomplit-
elle jamais sans qu'elle y soit. L'humidité
y a sa bonne part, sans laquelle la chaleur
ne sauroit, en aucune façon, agir dans la
production des animaux. Ce sont particu-

II.

lièrement ces deux principes que la nature emploie tous les jours pour engendrer
toutes choses, et j'aurois de la peine à dire
lequel des deux est le plus nécessaire, si je
n'apprenois de quelques philosophes, et de
l'expérience même, que l'eau est ce qui
doit tenir le premier lieu dans la génération
des animaux; car outre tout ce que nous
avons dit ci-dessus, nous savons que les
pays médiocrement froids sont beaucoup
plus peuplés que ceux du Midi, et qu'il se
trouve plus de villes sur le rivage de la mer
et sur le bord des lacs et des rivières, que
dans la plaine. On n'en sauroit donner de
plus forte raison, sinon que les pays du septentrion, et les bords des étangs, des rivières ou de la mer, étant beaucoup plus
humides que la plaine, ils sont aussi plus
propres à la génération. Et la mer ne pro-
duit-elle pas des poissons qui multiplient
bien plus que les animaux terrestres ? Nous
avons en France l'expérience que ceux qui
ne vivent presque que de coquillages et de
poissons, qui ne sont que l'eau rassemblée,
sont plus ardens à l'amour que les autres.
En effet, nous nous y sentons bien plus
portés en carême qu'en toute autre saison,
parce qu'en ce temps-là nous ne nous nour-

rissons que de poissons et d'herbes, qui sont
des alimens composés de beaucoup d'eau.

Après tout, l'illustre Tiraqueau n'eût
pas engendré trente-neuf enfans légitimes,
s'il n'eût été un buveur d'eau ; et les Turcs
n'auroient pas aujourd'hui plusieurs femmes, si le vin ne leur étoit défendu : car
puisque l'eau est d'elle-même venteuse,
elle cause aux hommes qui en usent pour
boisson plus de chatouillement que n'en ont
ceux qui ne boivent que du vin ; et je suis
assuré que pour la génération, l'humidité
et les vents sont deux choses qui sont les
plus nécessaires.

Il est donc évident, après tout ce que
nous venons de dire, que ceux qui ne boivent que de l'eau sont plus amoureux et
vivent plus que les autres.

CHAPITRE VIII.

Si la femme est en amour plus constante que l'homme.

LES saisons ont beaucoup d'empire sur nos corps et sur nos humeurs : nous ne sommes pas de même en été qu'en hiver ; la bile domine dans cette saison, et la pituite dans celle-ci. Ainsi l'approche ou l'éloignement du soleil cause la variété de notre tempérament : l'été nous échauffe le sang ; l'automne le sèche ; l'hiver le refroidit ; le printemps l'humecte et le rend fluide : si bien que la variété des saisons change notre tempérament, parce qu'elle change les liqueurs de notre corps ; et comme nos inclinations suivent notre tempérament, au rapport de Galien, si notre complexion est changée par la variété des saisons, selon que l'expérience nous le montre, il ne faut pas douter que nous ne soyions présentement tout autres que nous n'étions auparavant.

La variété des climats fait encore en nous la variété de nos inclinations. Nous sommes à Archangel d'une autre humeur pendant l'hiver que nous ne le sommes à Alexandrie d'Égypte l'année suivante, pendant la même saison. L'air, les eaux, la façon de vivre, et les autres choses changent si fort notre complexion, et elle est si différente dans ces deux lieux, qu'elle produit en nous des effets tout opposés.

L'âge nous rend plus inconstans que tout ce que nous avons dit. Dans notre enfance, nous voulions ce que nous abhorrons dans un âge plus avancé; et notre vieillesse ne peut supporter le souvenir des foiblesses de nos premières années, si bien qu'il y a des plaisirs et des haines de tout âge. Bien plus, nous changeons tous les ans, tous les mois, toutes les semaines, et même tous les jours; de sorte qu'il ne faut pas s'étonner si notre âme est si chancelante, puisqu'elle se sert de notre sang et de notre tempérament pour faire ses plus belles actions.

Il semble que le changement nous soit naturel; car lorsque nous avons trouvé quelque chose d'assuré et de constant, bientôt après nous nous en rebutons, et notre constance n'est pas de longue durée. Nous sommes tous de véritables Pyrrhoniens, et nous flottons entre la vérité et le mensonge.

Quand nous faisons réflexion sur notre nature, nous avons peine à croire que tant de contradictions viennent de nous. Nous sommes donc inconstans, puisque nous les connoissons. Que l'on regarde dans l'antiquité si l'on trouvera quelque homme constant, qui ait dressé sa vie sur quelque chose d'assuré : si on le rencontre, qu'on examine s'il n'a rien de fardé, qu'on le pratique dans sa maison, qu'on le voie dans son particulier, pour savoir s'il exécutera bien le modèle de vie qu'il s'est prescrit; et après cela je suis assuré que l'on ne trouvera personne dont les actions de sa vie soient constantes. On ne verra que saillies qui naissent d'un principe inconstant. L'imagination grossit les objets, et nous les fait voir tout autres qu'ils ne sont. Ce n'est pas notre raison qui nous conduit, c'est la coutume, la mode, l'opinion, l'inclination, l'appétit et les occasions, qui nous ménagent. Notre volonté n'est point juste, nous voulons et nous ne voulons pas; nous désirons présentement une femme, et demain une amie : en vérité, notre vie n'est qu'un mouvement inégal et irrégulier; nous nous troublons nous-mêmes par l'instabilité de notre nature; et je puis dire hardiment que l'homme est l'animal

le plus inconstant et le plus contrefait qui
soit au monde. Ce magistrat, dont la réputation est établie et la vieillesse vénérable,
qui donne du respect à tout le monde par
sa gravité, se gouverne, comme on le croit,
par une saine raison de juge, selon l'apparence des choses, avec justice, sans s'arrêter aux vaines circonstances qui souvent les
accompagnent, et qui ne frappent que les
foibles esprits. Il entre au palais avec la
gravité de Caton ; il se place sur les fleurs
de lis pour y rendre la justice ; mais si
l'avocat ne lui plaît pas, qu'il ait une voix
enrouée ou une langue bègue, qu'il ait le
visage laid, ou que par hasard il laisse choir
son bonnet, alors la gravité du magistrat
se perd, il en rit, il en badine ; il n'est plus
ce qu'il étoit auparavant ; et cela seul suffit
pour faire une injustice, et pour faire perdre le procès à l'avocat. Bon Dieu, quelle
inconstance il y a dans l'homme ! Il a souvent des mouvemens de fièvre que la santé
de sauroit imiter.

Cette demoiselle (1) dont Pétrone nous
fait l'histoire par la bouche de Sénèque,
pour en parler encore ici, qui étoit l'exem-

(1) La matrone d'Ephèse.

ple de la chasteté et de la constance de son
voisinage, et qui avoit résolu de mourir
dans le sépulcre auprès du corps de son
défunt mari, se laisse lâchement persuader
par un soldat qui lui en conte, et qui fait
avec elle ce que la bienséance ne permet
pas de dire. Cette femme étoit depuis peu
triste jusqu'à la mort, et présentement il
n'y a point de joie à laquelle on puisse comparer la sienne; elle se sent heureuse, mais
c'est d'un bonheur de frénétique, qui a ses
fougues et ses saillies. En vérité, l'homme
est un caméléon qui change de couleur selon les différens lieux où il est. Il n'est pas
besoin d'en rapporter ici d'autres exemples
pour le prouver; et si d'un nombre infini
nous en voulions choisir quelqu'un, nous
dirions que l'empereur Auguste, quelque
grand qu'il fût, ternit sa gloire par sa grande
inconstance. Certes nous n'allons pas, on
nous emporte tantôt doucement, tantôt
avec violence. Cet homme qui étoit fort
courageux, parce que la nécessité, la colère
et le vin lui échauffoient l'imagination, est
aujourd'hui le plus grand poltron du monde.
Quelle inégalité et quelle inconstance est
ceci ! Cette variété a pourtant ses causes,
puisqu'elle est si naturelle à l'homme !

On ne se tromperoit peut-être pas si l'on attribuoit notre inconstance à l'ordre que Dieu a donné à la nature qui ne se conserve que par des changemens réciproques et successifs. Les astres ne demeurent jamais en repos ; les saisons sont opposées les unes aux autres ; les élémens qui entrent dans la composition des mixtes se font incessamment la guerre, sans se détruire. Toutes les générations du monde ne se font et ne se conservent que par des changemens : l'homme même ne se forme dans les entrailles de sa mère que par des matières différentes, et ne se conserve que par la diversité de ses mouvemens. Le cœur, où réside l'âme comme dans son trône, est-il toujours dans une même assiète? Le sang, par lequel nous vivons, est composé de parties si différentes, que nous ne vivrions pas si sa matière étoit égale, et ses qualités semblables. Enfin, tout ce qui est au monde ne se fait et ne se conserve que par la variété et l'inconstance. Ainsi l'instabilité de notre tempérament, faisant l'inconstance de nos inclinations, contribue à la beauté du monde raisonnable, et à nous rendre variables et légers.

II.   L

Or, puisque nos actions dépendent de notre tempérament, et que notre tempérament est si inconstant par le changement de nos humeurs, nous pouvons conclure que l'homme est le plus changeant et le plus inconstant de tous les animaux, et que sa raison, bien loin de détruire sa foiblesse, sert souvent à augmenter son inconstance.

Après avoir prouvé que les deux sexes sont naturellement inconstans, et en avoir découvert la cause, il me semble que je puis présentement examiner lequel des deux, ou de l'homme ou de la femme, est en général le plus inconstant, et puis, descendant dans le particulier, voir lequel des deux est le plus inconstant en amour.

Nous avons prouvé fort clairement, au livre II, chap. III, art. 2, que les hommes en général étoient plus chauds que les femmes, parce qu'ils étoient plutôt formés dans le sein de leurs mères; qu'ils s'agitoient plutôt dans leurs flancs, et qu'ils naissoient aussi plutôt; qu'étant nés, ils agissoient avec plus de force et de fermeté dans tout ce qu'ils entreprenoient; qu'ils avoient le pouls plus plein et plus fort, et qu'enfin, comme les bêtes mâles étoient les plus fermes et les moins molles, les hommes aussi étoient plus vigoureux, et par conséquent plus chauds; et bien que nous avons dit au même lieu qu'il y en avoit qui croyoient que les femmes fussent plus chaudes de tempérament que les hommes, nous y avons pourtant fait voir qu'ils se trompoient lourdement, puisque les raisons que nous y avons alléguées ont fait connoître que les femmes en général étoient plus froides et plus humides que nous.

Nous ne nous arrêterons donc point ici à des difficultés qui sont décidées ailleurs d'une manière claire et convaincante. Il suffit que nous disions seulement que les femmes en général étant froides et humides, si on les compare aux hommes, elles ont aussi l'imagination plus foible, la raison moins solide, et la volonté plus légère; parce que la force de leur faculté, ne dépendant que de la chaleur des esprits et de la fermeté des parties dont l'âme se sert pour les faire agir, et que les femmes n'ayant ni tant de chaleur d'esprits, ni tant de fermeté des parties que les hommes, on peut dire que les facultés de leur âme sont plus foibles et plus languissantes.

Sur ces principes, les jurisconsultes veulent que les femmes aient des curateurs, et

qu'elles rendent compte de l'administration
des biens de leurs enfans ; parce que, selon
le sentiment de Cicéron, elles sont si foibles, qu'elles ne sont pas capables de donner un bon avis. Ils veulent encore qu'elles
soient mises à mort avant les hommes pour
découvrir ce qu'ils ont dessein de savoir
dans les conspirations notables ; car comme
les femmes, ajoutent-ils, sont plus foibles
que les hommes, l'expérience leur a montré qu'il en falloit user de la sorte.

En effet, les femmes ne sont pas plus
constantes que les enfans, dont le tempérament est presque tout semblable ; car elles
sont humides comme eux, et leur chaleur
médiocre est si embarrassée dans l'abondance de leur humidité, qu'à tout moment
elles donnent des marques de leur foiblesse
et de leur inconstance.

Salomon, le plus sage de tous les hommes,
qui connoissoit mieux les femmes que nous,
les compare au vent, et dit fort à propos,
que celui qui a une femme dans sa posses-
sion, qui tâche de la retenir pour lui seul,
ressemble à celui qui veut retenir le vent
entre ses bras. En vérité, elle est bien légère par sa nature, et se laisse aller aisément aux petites choses par la foiblesse de

son jugement; elle s'arrête à la bagatelle, et passe toute sa vie à faire ce qui marque l'instabilité de son sexe. Sa taille est petite, ses forces médiocres, ses actions languissantes; en un mot, elle est plus foible et plus inconstante que l'homme.

L'homme, au contraire, est plus grand, plus vigoureux, plus agissant; ses conceptions sont meilleures, et son raisonnement plus fort. Il est plus résolu et plus ferme dans ses affaires, plus constant dans ses entreprises, et plus hardi dans ses actions, parce qu'il a une complexion plus chaude, plus sèche et plus forte. C'est sans doute pour cette raison que l'Ecriture veut qu'il ait la supériorité sur la femme, et qu'il soit le maître et le seigneur de la famille.

La constance de quelques femmes exposées aux tourmens ne me fera pas ici changer de sentiment. Nous savons que la belle Léenne aima mieux se couper la langue et la cracher aux yeux du bourreau, que de rien révéler du meurtre du tyran; et que la constante Epicharis se résolut plutôt à mourir, que de rien avouer dans la conspiration contre Néron; mais comme ces exemples sont fort rares, et que, pour faire une maxime générale, on doit en avoir plusieurs, je demeurerai toujours dans mon sentiment, et je dirai que les femmes en général sont plus variables que les hommes. Mais peut-être se trouvera-t-il des occasions où elles le seront moins que nous : c'est ce que nous voulons présentement examiner.

L'amour est une passion si badine et si violente, qu'on la remarque ordinairement avec plus d'excès dans les petites que dans les grandes âmes. J'avoue que nous en sommes tous touchés; mais, à dire le vrai, les plus foibles, du nombre desquels sont les femmes, en sont plus embarrassés que nous; et comme la persévérance est une qualité inséparable de l'amour, nous pouvons conclure que les femmes aiment plus long-temps, et qu'ainsi elles sont en amour plus constantes que nous : car l'amour cesse quand on n'aime plus; et l'on doit toujours aimer réellement, pour dire que l'on aime.

Si nous considérons ce qui se passe tous les jours parmi nous dans le monde, nous serons convaincus de cette vérité. L'expérience nous apprend que la pudeur des femmes les empêche de s'évaporer, et les oblige en même temps de n'aimer que ceux avec qui elles ont plus de libertés permises. La pudeur est encore une certaine honte qui les retient dans leur devoir, et qui souvent les rend constantes malgré elles. J'en dis de même de la timidité qui accompagne ordinairement le beau sexe. Cette retenue, qui est naturelle aux femmes, ne s'éloigne guère de la constance ; je pourrois même dire qu'elle est sa compagne inséparable.

Il y a peu de femmes qui n'aiment éperduement ceux avec qui elles ont pris les premiers plaisirs : elles sont tellement attachées à leurs premiers amans, que si, par quelque grande considération, elles sont obligées de s'allier à d'autres, elles conservent toujours dans leur cœur un je ne sais quoi de tendre pour celui qui leur a ravi la fleur de leur virginité.

Au reste, nous savons qu'elles sont plus sédentaires et moins propres aux affaires que nous, et que la solitude et l'embarras de leur ménage les éloignent des compagnies, si bien qu'elles n'ont pas si souvent que nous des occasions où elles peuvent être infidèles.

Enfin les lois les retiennent en punissant sévèrement celles qui ont été trop légères, en les condamnant à être rasées et à être mises dans une prison perpétuelle, pour avoir été trop inconstantes en amour.

Je ne m'arrête point ici à l'exemple de quelques femmes abandonnées par la chaleur de leur tempérament; car quoique Lépidas, tante de Néron, sous le nom de Quartille, dans Pétrone, ne se soit jamais connue vierge; que les deux Tullie, les deux Jeanne de Naples et quelques autres, aient fait gloire d'être caressées par plusieurs hommes, cela n'empêche pas que la proposition générale ne soit véritable, savoir, que les femmes sont en amour plus constantes que les hommes.

Que si nous faisons réflexion sur notre tempérament et les inclinations qui le suivent, nous serons convaincus par nous-mêmes que l'amour ne nous assujettit pas avec tant de tyrannie qu'il fait les femmes. La multiplicité des affaires nous embarrasse : pour nous délasser, nous prenons le premier jouet ou le premier divertissement que nous trouvons. Notre grande chaleur nous donne la hardiesse à faire de nouvelles conquêtes : nous en comptons hardiment aux premières que nous trouvons, et

souvent nous nous satisfaisons où les occasions nous sont favorables. Notre esprit est
trop libre pour nous assujettir à une constance tyrannique, et les dégoûts que l'a-
mour nous fait naître pour une personne
nous obligent souvent à changer de divertissement : celle qui nous a plu pendant
huit jours, nous déplait ensuite ; et les petits chagrins que l'amour fait naître dans
les caresses de cette femme sont bientôt
changés en de nouvelles espérances pour
une autre ; il nous fait accroire que les nouveaux contentemens sont d'une autre nature que ceux passés, et il fomente ainsi
notre inconstance naturelle par cette nouvelle piperie et par ces vaines espérances.

Au reste, comme les plaisirs et les épuisemens sont plus grands dans les hommes
que dans les femmes, et que d'ailleurs nos
dégoûts sont plus insupportables et mieux
fondés, l'Amour, qui ne cherche qu'à nous
surprendre pour rendre son empire plus
grand et plus peuplé, nous persuade adroitement, par des sentimens secrets, que le
changement nous sera plus agréable et plus
voluptueux que la constance, et alors nous
sommes si simples, que bien que nous ayons

l'expérience du contraire, nous nous laissons lâchement aller à ses persuasions secrètes et à ses mouvemens cachés: témoins
une infinité d'hommes qui surent parfaitement aimer, et qui, à l'imitation d'Ovide,
furent les plus inconstans de tous. Certes,
Tibulle et Propercé ont bonne grâce de
taxer les femmes d'inconstance quand il est
question d'aimer, puisque le premier aban-
donna Délie pour Némèse, et qu'il se dé-
goûta de toutes deux pour caresser Nérée,
et que Properce ne se contenta pas de Cin-
thie.

Si une femme a dit spirituellement qu'elle
cherchoit avec empressement les caresses
de plusieurs hommes, parce qu'elle étoit
raisonnable, ne puis-je pas dire que la raison étant plus forte dans les hommes que
dans les femmes, ils peuvent aussi s'en servir aux mêmes conditions? Plus on est raisonnable, plus on est exposé aux souplesses
de l'amour; et comme l'amour est quelque
chose de naturel, et qu'il obsède tout le
monde, on peut dire que tous ne peuvent
se défendre de ses appas, et qu'ordinairement ils troublent l'âme des uns et des autres. Mais comme l'amour excessif est une

maladie commune aux deux sexes, ceux qui ont le plus de force d'âme résistent plus courageusement à sa tyrannie; et si quelquefois ils en sont épris, ils changent souvent d'objets pour éviter les alarmes et les embarras qu'il donne toujours; au lieu que les petits esprits n'ayant pas assez de force d'âme pour résister à ses mouvemens secrets, et d'ailleurs étant plus timides, ils se laissent lâchement emporter par la foiblesse de leur condition, et demeurent ainsi continuellement liés à la personne qu'ils aiment.

S'il est donc vrai, comme l'expérience nous le fait voir, qu'ils ne suivent qu'avec saillies ses inspirations secrètes, on doit conclure, après ce que nous venons de dire, qu'ils sont en amour beaucoup plus inconstans que les femmes.

CHAPITRE IX.

Si l'on peut aimer sans être jaloux.

JE ne saurois me persuader que les stoï-
ciens, qui ont obtenu le premier rang parmi
les anciens philosophes, fissent leurs sages
exempts de toutes sortes de passions. Ils
savoient très-bien que la passion leur étoit
si naturelle, qu'il étoit impossible de détruire dans l'homme ce qui lui étoit si es-
sentiel. Si nous ajoutons foi à ce que nous
dit le philosophe Sénèque, qui étoit le maître de cette secte, nous serons convaincus
de cette vérité. Il avoue franchement que
le sage ne peut s'empêcher d'avoir des émotions dans l'âme ; mais aussi que sa raison
peut bien s'opposer puissamment à leurs
excès.

En effet, puisque nous sommes composés
d'intelligence, d'âme, d'esprits et de corps,
comme nous le prouverons ailleurs, que
notre intelligence a quelque rapport aux
anges, et que notre âme, venue de nos parens, participe de la nature de celle des

bêtes, il n'y a pas lieu de douter que les
passions ne soient naturelles à l'une et à
l'autre. Moïse nous apprend que les anges
ont été jaloux et orgueilleux tout ensemble,
et nous voyons par expérience que les bêtes
se laissent tous les jours aller à leurs passions déréglées : témoin le bouc qui tua le
pasteur Gratis, parce qu'il avoit caressé
amoureusement sa chèvre.

Nous savons que les maladies sont comme
naturelles à l'homme, quoi qu'en veuillent
dire les médecins, puisque depuis le commencement des siècles jusqu'à présent, on
n'en a trouvé aucun qui en ait été exempt.
Notre corps est composé de parties si différentes en tempérament, et nous sommes
exposés à tant d'accidens, qu'il est impossible que, dans notre vie, nous ne souf-
frions quelque incommodité. Il est vrai
qu'il y en a de légères et de fortes, et que
dans ces dernières il y en a de dangereuses,
dont on ne meurt point, et d'autres perni-
cieuses, dont on ne peut échapper à cause
de la corruption d'une partie nécessaire à
la vie, ou de quelque autre cause violente.
Ce sont ces dernières maladies que les médecins disent être contre les lois de la na-

ture : mais les hommes qui ont un bon tempérament ne sont exposés qu'aux légères maladies ; ce qui leur fait dire qu'ils se portent toujours bien.

J'en dis de même des passions de l'âme : elles sont si naturelles à l'homme, que ceux qui ont voulu en exempter tout-à-fait le sage ont avoué facilement qu'il n'en avoit que des émotions légères qui pouvoient être domptées par sa raison ; et c'est ce qui fait dire à quelques-uns que le sage étoit exempt de passions ; mais ils sont demeurés d'accord que les autres hommes y étoient sujets comme les bêtes, et que la partie inférieure de leur âme étoit le lieu où elles résidoient. De sorte qu'il y avoit des passions si enracinées dans ces hommes-là, qu'elles étoient sans remèdes, et d'autres, quoique grandes, que l'on pouvoit guérir par des remèdes efficaces et salutaires.

Puis donc que les passions sont si naturelles à l'homme, comme nous venons de le dire, la jalousie, qui en est une des plus violentes, et qui est comparée à la mort et à l'enfer par l'Ecriture, ne l'abandonnera jamais ; et comme elle vient de l'amour, nous somme obligés de croire que tous ceux qui aiment sont jaloux : c'est ce que nous avons dessein de prouver par ce discours.

Il n'est pas besoin de dépeindre ici l'amour : nous en avons fait diverses peintures dans tout ce livre, où nous avons exposé aux yeux de tout le monde sa nature et ses effets; il suffira seulement de parler ici de la jalousie, qu'on peut dire en être la fille.

Nous avons dit ailleurs que la beauté avoit des charmes si puissans, principalement si elle se trouvoit dans un sexe différent du nôtre, qu'elle nous entraînoit même contre notre volonté, et que, quelques efforts que nous puissions faire, il étoit presque impossible de nous en défendre : en effet, elle a tant d'attraits pour nous, qu'elle embrâse d'abord notre cœur, qu'elle force notre volonté, et qu'elle fait obéir nos parties amoureuses à ses invincibles appas. Alors elle cause en nous un ardent désir de posséder une belle personne; et c'est ce désir que nous nommons amour, qui est sans doute la source de toutes les passions de notre âme.

Quand on aime bien, l'âme conserve des idées présentes à l'objet absent, et reçoit une extrême joie quand on lui parle de ce qu'elle aime : mais parmi les vérités que l'on en

débite, souvent il s'y glisse des mensonges
et des impostures, et les véritables rapports
sont souvent mêlés avec les faux ; c'est ce
qui mène l'âme dans l'erreur, qui la fait
entrer en défiance par des soupçons, des
conjectures, et des doutes qu'elle se forge.
Souvent on croit n'avoir pas assez de charmes pour mériter les bonnes grâces d'une
personne, et en même temps on pense que
cette personne peut être inconstante, et
qu'elle cesse d'aimer : c'est ce qui arriva à
Poppée, qui examinoit la cause de l'impuis-
sance de Néron, comme l'observe Pétrone.
Alors, par la foiblesse de notre nature et
par l'imposture de l'amour, ces conjectures
se changent en preuves, et ces doutes en
convictions, quelque assurance que l'on ait
de la personne aimée. En vérité, nous ne
saurions bien aimer sans être jaloux ; car
après être arrivés à ce haut degré d'amour
où nous ne pouvons demeurer par notre inconstance naturelle, nous sommes obligés
de tomber dans la froideur et dans la haine,
en passant toujours par la jalousie. Le médecin Celse (1), qui est un maître dans la

_____

(1) Quid speciosior se ipso est, debet habere
suspecta bona sua.

connoissance de la nature de l'homme, a
dit fort à propos qu'un homme qui est plus
gras qu'à l'ordinaire devoit craindre une
maladie, parce que les choses de ce monde
étant toutes inconstantes, il ne devoit pas
demeurer long-temps dans cet embonpoint.

C'est parmi tous ces troubles que l'âme
est en désordre et comme en délire, et que,
après s'être défendue des apparences, et
avoir coupé pour ainsi dire une tête à l'hydre, elle se laisse suborner aux foiblesses
de l'amour, qui lui fait paroître des chi-
mères pour des vérités, et qui fait naître à
l'hydre dix têtes pour une qu'on lui a coupée.

Il n'est pas aisé qu'une personne émue
d'une passion violente comme est la jalousie puisse juger juste dans sa propre cause,
et qu'elle puisse voir la lumière parmi tant
de ténèbres dont l'amour lui offusque la
raison. Moïse avoit trouvé un expédient
sur cela, sans que l'homme et la femme
fussent eux-mêmes leur propre juge : le
grand-prêtre faisoit boire aux femmes ac-
cusées d'impudicité un grand verre d'eau
très-amère, qu'on appeloit eau de jalousie.
Il prétendoit par-là guérir l'esprit des maris jaloux, en faisant paroître le crime par

II.

cette eau de probation, qui devoit faire
pourrir le ventre de la femme criminelle,
ou conserver la santé de celle qui étoit innocente. Nous aurions de la peine aujour-
d'hui à faire de pareilles épreuves, et je ne
sais si nous pourrions croire qu'un larcin
secret pût être découvert par ces sortes de
moyens.

Cependant l'âme agitée de diverses passions cherche toutes sortes de moyens pour
se dégager des doutes qu'elle s'est fait : alors
la curiosité l'anime à examiner toutes les
circonstances de l'affaire ; elle observe et
épie exactement ce qu'elle aime, de peur
qu'elle ne la perde ; mais cette recherche
extravagante fait son mal pire qu'il n'étoit,
et au lieu de guérir elle y apporte souvent
la gangrène. C'est ce que nous ont voulu
dire les théologiens païens, par la fable
qu'ils nous ont débitée, savoir, que Vulcain, ennuyé un jour des impudicités de sa
femme, résolut, pour se venger d'elle, de
faire éclater sa jalousie en présence de tous
les dieux qu'il croyoit lui être favorables ;
mais après avoir tendu des rêts pour surprendre Mars et Vénus ensemble, bien loin
de guérir par-là sa passion, il se l'accrut,
et fut estimé infâme par les dieux, pour

avoir découvert un crime caché ; et de plus,
les dieux furent si scandalisés de l'action
de Vulcain, qu'ils le chassèrent honteuse-
ment du ciel : il tomba à terre, et se cassa
une jambe. Voilà ce qui arrive à nos jaloux :
la vengeance se mêle avec la jalousie ; et
pour avoir le plaisir de faire connoître aux
hommes la foiblesse de leurs femmes, en
découvrant le secret amoureux, ils s'attirent la risée de tout le monde, et une tache
perpétuelle pour leur réputation.

Mais comme l'âme n'ignore pas que tout
ce qui est au monde ne soit sujet au changement, elle commence à craindre de perdre tout ce qui fait son bonheur et son plaisir, et qu'un autre ne s'en empare. C'est
proprement cette crainte que nous appelons
jalousie, qui a l'Amour pour père, et qui
ne peut dénier pour mère la Crainte, qui
l'a engendrée. Cela n'est-il pas étrange,
que les mêmes inclinations qui causent l'a-
mitié dans le commerce des hommes soient,
dans l'amour excessif, la cause de la haine ?

Cette jalousie est si forte et si puissante
dans l'esprit de quelques hommes, qu'il y
en a eu, suivant le rapport de Tertullien,
qui au moindre petit bruit que faisoit le
vent, ou un rat à la porte de leur chambre,

appréhendoient qu'on n'enlevât leur femme d'auprès d'eux.

Cette crainte ne s'est pas plutôt emparée d'une âme foible, que la haine y trouve sa place; mais comme l'amour n'est pas entièrement banni, il s'y passe d'étranges désordres, par tant de passions si opposées les unes aux autres; et si l'âme n'en est point détruite, elle ne doit assurément sa vie qu'au nombre de ses ennemis; car d'un côté la haine glace le cœur où l'âme fait sa principale demeure; elle y éteint presque les esprits, et y suffoque la chaleur naturelle; d'un autre l'amour le brûle, et en y dilatant ses petites cavités il en augmente les esprits et la chaleur. Pauvre cœur, que ce monstre de passion te fait souffrir! C'est de ces passions contraires que naissent la colère, les chagrins, la fraude, l'espérance, le désespoir, la joie, la tristesse, la fureur, la rage, et puis l'envie de se venger aux dépens de sa vie et de sa réputation. Il y en a eu même qui ont poussé leur jalousie jusqu'après leur mort, comme fit ce roi de Maroc, qui après avoir été défait en guerre ne voulut pas que personne jouît de sa femme après sa mort; c'est pour cela qu'il la mit en croupe derrière lui sur son cheval, et que le poussant vivement il se précipita du haut d'une montagne, ainsi que nous le rapporte Jean de Léon.

Mais n'allons point chercher les histoires de l'antiquité sur les effets de la jalousie, nous n'en saurions trouver de si notables que celle qui arriva à Nice en Provence. Le seigneur de Castel-Nuovo, âgé de plus de soixante ans, devint si éperduement amoureux de sa bru Perrine de Harcouette, de Saint-Jean-de-Maurienne, et son mari lui étant un grand obstacle pour l'exécution de son premier dessein, ainsi que sa propre femme, il les fit tous empoisonner par la femme-de-chambre de celle-ci. Mais comme l'amour et la jalousie sont exposés à mille accidens divers, le beau-père trouva la mort où il pensoit trouver des plaisirs; car sa belle-fille lui plongea le poignard dans le sein lorsqu'il voulut prendre avec elle des divertissemens amoureux.

Comme rien n'est caché dans le monde, tôt ou tard la vengeance éclate, le scandale arrive, et par-là on publie souvent un crime caché, dont le malheur s'étend quelquefois aux successeurs. Si par hasard la personne jalouse vient à se reconnoître, lorsque la maladie est formée et qu'elle n'est pas in—

curable, elle a pour toutes ses peines la douleur et le repentir, qui sont les effets d'un amour déréglé et la fin de la jalousie; car partout où se trouve la jalousie, partout se trouve l'amour : et comme la vie accompagne toujours les malades, et que la douleur ne touche jamais les morts, ainsi la jalousie n'abandonne jamais les amou- reux, et ne se trouve jamais où il n'y a que des froids ou des indifférens.

Après avoir découvert la naissance, la cause, la nature et les progrès de la jalou- sie, il me semble qu'il ne sera pas hors de propos d'en examiner présentement la dif- férence et les effets.

L'expérience nous fait voir tous les jours que la raison est quelquefois la maîtresse de nos passions, et qu'elle les modère avec tant de force, quand on s'est accoutumé dès le bas-âge à les dompter, que l'on ne doit pas s'étonner s'il y a des hommes et des femmes qui ne se laissent point lâche- ment emporter à leurs mouvemens impé- tueux. Joseph eut en apparence de légitimes soupçons sur la bienheureuse Marie; mais il sut si bien les étouffer dans leur naissance, qu'il ne se laissa point aller aux excès de la jalousie. Jules-César avoit tant de force sur son âme, que bien qu'il eût de véritables causes pour être jaloux, sa grande âme ne succomba jamais à cette horrible passion. C'est ainsi qu'en usèrent Auguste, Luculle, Antoine et Pompée : ces grands hommes, qui avoient sujet d'être jaloux, n'en firent point de bruit. On les plaignit plutôt de ce qu'ils étoient vertueux, qu'on ne les blâma de ce qu'ils étoient imprudens. Ils savoient bien qu'ils ne devoient pas se scandaliser de la mauvaise conduite de leurs femmes, et que s'ils le faisoient, il n'y auroit pas jusqu'aux enfans qui ne les en raillassent.

Les femmes sont naturellement plus jalouses que les hommes, comme nous le prouverons par la suite, et ont quelquefois la même force d'âme dans de semblables occasions. Sara eut d'abord quelque légère jalousie de ce qu'Abraham caressoit Agar; mais la raison vint aussitôt au secours de sa passion, et après l'avoir heureusement combattue, elle consentit à ce que son mari fît des enfans à sa servante. C'est ainsi que fit Stratonice, qui, touchée de ce qu'elle n'avoit point d'enfans de son mari Déjotarus, et agitée de quelque crainte de le perdre, consentit enfin qu'il en fît à Electra, à con-

dition qu'elle les adopteroit et les répute-
teroit pour les siens propres.

Il n'en est pas de même des âmes basses
et rampantes : l'amour et la jalousie s'y
font ressentir avec plus d'empire, et y font
paroître avec plus d'éclat le nombre des
passions qui les accompagnent. Quand l'a-
mour est arrivé à ce haut point où il ne peut
plus croître, ceux qui en sont enivrés ap-
préhendent tout; une œillade les incommode, une conversation les importune,
une promenade les inquiète, une collation
leur déplaît, une lettre les chagrine, les
tourmente; ils ressemblent à ceux qui sont
sur un précipice, à qui les yeux s'éblouissent, les pieds chancèlent, le corps trem-
ble; ils craignent de tomber, quoiqu'ils
soient dans un lieu sûr. Il n'y a que les
sages et les stupides qui soient exempts de
cette passion. Les autres, qui tiennent le
milieu et qui composent presque tout le
monde raisonnable, sont du nombre des
esprits foibles ou médiocres; ils ont un
chancre caché dans le cœur; et, comme
parlent les médecins, un *noli me tangere*,
qui ne s'entretient que par des ordures crou-
pissantes; c'est-à-dire que la jalousie ne
s'entretient dans le cœur de ces petits esprits

que par des passions ennemies et par des rêveries continuelles ; c'est de là que viennent les inquiétudes, les extravagances, la folie même et la rage des jaloux. qui semblent pourtant avoir quelque espèce de raison, comme Lépidus sembloit en avoir, lorsque devenant malade il en mourut.

Nous serons plus convaincus de ce que je dis, si nous examinons en particulier la jalousie dans l'homme et dans la femme, et si nous cherchons lequel des deux est le plus jaloux.

La crainte de perdre ce que l'on aime est bien plus forte dans l'esprit d'une femme ; et bien que la femme soit naturellement timide, l'expérience nous fait pourtant voir qu'elle est tellement hardie, quand elle est jalouse, que s'il est question de commettre un crime, elle est beaucoup plus intrépide que nous.

D'ailleurs, comme elle est naturellement plus froide, et que par là elle a plus besoin du secours et de l'appui de l'homme, elle a aussi plus de crainte de le perdre, quand elle l'aime beaucoup.

D'autre part, parce qu'elle est plus constante en amour, comme nous l'avons prouvé au chapitre précédent, elle reçoit aussi beaucoup plus d'impression par les mouvemens de l'amour et de la jalousie.

La lasciveté est encore une cause puissante de l'excès de cette passion ; elle la presse plus que nous, et l'engage plus fortement à être jalouse. En effet, elle s'imagine que son mari n'en aura pas assez pour elle, et dans cette pensée lascive, elle craint qu'une autre ne partage avec elle les contentemens qu'elle désire avec ardeur, et le bien qu'elle pense lui appartenir.

Au reste, elle se met plus souvent en colère et y demeure davantage, et alors la jalousie devenant fureur, elle est capable de faire tout ce qu'il peut y avoir de mal au monde.

Enfin il n'y a point de bête farouche qui soit plus cruelle que la femme, lorsqu'elle est troublée par la jalousie : je n'en donne point d'autres preuves que celle de Médée, qui tua ses enfans pour se venger de son mari ; ainsi que celle de Laodicée, femme d'Antiochus, surnommé Dieu, laquelle, selon le rapport de saint Jérôme, sur Daniel, fit mourir Bérénice avec son enfant, parce qu'Antiochus en étoit le père, et elle s'empoisonna de désespoir. C'est cette pas-

sion déréglée qui a fait dire fort à propos à
l'Ecclésiaste, que la femme jalouse étoit la
douleur du cœur de son mari et les plaintes
de sa famille.

Les hommes en usent à-peu-près de la
même façon, si ce n'est que la lasciveté
n'a point tant de part dans leur jalousie
qu'elle en a dans celle des femmes. Ils ap-
préhendent seulement qu'un autre ne ravisse
le bien qu'ils pensent n'appartenir qu'à eux
seuls ; et, dans cette noire pensée, ils se
chargent d'une des plus cruelles passions de
l'âme.

C'est la jalousie qui fit perdre la vie à
Mariamne, parce que son mari Hérode ne
pouvoit souffrir que l'on aimât sa beauté.
C'est aussi la même passion qui obligea le
mari de la belle meûnière à donner du mal
secret à sa femme, pour le communiquer
à un monarque des plus illustres de l'Eu-
rope, qui aimoit beaucoup les belles-lettres;
et comme il ne put, ou ne voulut point se
venger sur sa personne royale, il se vengea
sur le corps de sa femme, qui infecta ensuite le roi. Je ne saurois passer ici sous
silence ce que l'on nous dit d'Octavius,
qui, après avoir embrassé amoureusement
Ponctia Postumia, fut si vivement chóqué

de ce que cette femme ne voulut pas l'épou-
ser après l'en avoir priée, que son amour
se changea en fureur, si bien qu'il arracha
la vie à celle qui, entre ses bras, la lui
avoit si souvent redonnée.

En vérité, les hommes ressemblent bien
aux cerfs, qui, étant naturellement crain-
tifs, sont extrêmement jaloux de leurs bi-
ches ; aussi les naturalistes ont-ils remarqué que le poil de leur tête étoit garni de
vers qui la leur rongeoient incessamment.
François Torre en avoit un gros dans la
tête, selon que l'histoire d'Italie nous le
rapporte, lorsqu'il se pendit à Modène,
pendant que dans le dernier siècle François
Guichardin en étoit gouverneur, parce que
la courtisane la Calore, qu'il aimoit éperduement, toucha la main d'un gentilhomme
qui jouoit aux échecs avec lui.

Mais s'il y a de légères maladies que nous
domptons par notre sage façon de vivre, il
y en a une infinité d'autres qui sont péril-
leuses et même funestes, ou par notre faute,
ou par leur propre nature, que nous ne pouvons combattre par nos remèdes. Ainsi la
raison guérit les légères jalousies, mais elle
ne combat pas aisément les fortes ni les dé-
sespérées. Je ne sais si l'on eût pu guérir la

violente maladie de Procris, que son mari
Céphale tua pour une bête fauve, ni celle
de Thébé et de Luculla. La première, au
rapport de Cicéron, tua Phérée son mari,
sur un fort léger soupçon; et l'autre empoisonna le sien, qui étoit l'empereur Antonius Virus, parce qu'il aimoit Fabia.

Il est donc vrai que les grandes âmes savent, par la force de la raison, résister à la
jalousie; qu'elles ne la reçoivent jamais qu'à
la porte, pour parler ainsi, sans la laisser
entrer dans le logis, où sans doute, comme
un soldat ennemi, elle ruineroit son hôte.
En effet, un homme prudent, selon la pensée d'Aristote, doit savoir l'honneur qu'il
doit à ses parens, à sa femme, à ses enfans,
à lui-même, afin que le rendant à ceux qui
le méritent il soit estimé juste et saint dans
sa famille. Il n'en est pas ainsi des petits
esprits et des médiocres, jamais la raison
ne vient à leur secours; ils se laissent entraîner à la violence d'une passion qui les
agite, et n'ont pas assez de forces pour résister à ses mouvemens excessifs.

. Je puis donc conclure que l'amour n'est
jamais sans jalousie, et que l'on ne sauroit
aimer sans être jaloux.

II.

CHAPITRE X.

Si la femme timide aime plus que celle qui est hardie et enjouée.

Nous avons prouvé ailleurs que les femmes étoient d'un autre tempérament que les hommes, et qu'étant plus froides et plus humides, il étoit bien raisonnable que la nature les eût créées de ce tempérament, parce qu'elles avoient été faites d'une autre matière que nous, et pour d'autres usages. En effet, elles ont plus de part dans la génération et dans la perpétuité de notre espèce que les hommes eux-mêmes. C'est sans doute pour cette raison qu'elles sont ordinairement plus sanguines, ou plutôt qu'elles ne dissipent pas tant de sang que nous, et que d'ailleurs elles sont plus sujettes à des épanchemens périodiques ou à des règles de tous les mois, qui ne manquent jamais à celles à qui l'âge et la santé le permettent.

Mais malgré que leur tempérament soit bien différent du nôtre, il n'est pas moins dissemblable parmi elles. Il y en a de san-

guines, de bilieuses, de pituiteuses et de
mélancoliques, ou, pour parler plus clairement, d'humides, de chaudes, de froides
et de sèches. Ces qualités ne sont pas ordinairement seules, elles sont accompagnées
d'une autre qui ne leur est pas incompati-
ble : ainsi les sanguines sont chaudes et humides ; les mélancoliques froides et sèches.
Or, de tous ces tempéramens, il n'y a que
les sanguines qui peuvent servir à mon sujet ; mais ce sont ces tempéramens sanguins
qui participent un peu de la bile ou de la
mélancolie d'où naissent des humeurs et des
inclinations fort différentes : car la femme
sanguine-bilieuse, c'est-à-dire la chaude
et humide, qui aura peu de bile mêlée dans
son sang, sera gaie et badine, et la sanguine
mélancolique, c'est-à-dire, la chaude et
humide, en laquelle la mélancolie aura un
peu de part, sera timide, mélancolique et
sérieuse.

Le sang, qui est la liqueur dominante
dans le tempérament de ces deux femmes,
sera plus subtil, plus ému et plus fluide dans
la folâtre que dans la timide ; ses esprits
seront plus clairs, plus mobiles et plus obéis-
sans à l'âme, parce que la bile, qui, selon
le sentiment des médecins, est la partie la

plus chaude, la plus sèche et la plus légère du sang, y sera mêlée d'une manière à ne pas nuire à la santé ; au lieu que le sang de la mélancolique sera plus épais, plus terrestre et moins propre à s'agiter ; ses esprits seront aussi plus ténébreux, moins mobiles et plus rebelles aux ordres de l'âme, parce que la bile est une liqueur qui rend le sang plus épais, et fait une bonne partie de sa masse.

Je ne prétends point parler ici de ces mélancoliques malades, qui ont l'imagination troublée, et qui sont véritablement folles, ni de ces autres mélancoliques froides et sèches, qu'il faut incessamment pousser pour les faire agir, mais bien de ces mélancoliques qui ont le sang chaud et sec, et qui, selon l'aveu d'Aristote et l'expérience même, sont des personnes sages et spirituelles. Celles qui ont ce tempérament ne sont ni si tristes, ni si mornes que le vulgaire se le persuade ; au contraire, elles sont gaies, enjouées, par le sang qui domine dans leurs veines ; mais, à la vérité, elles ne le sont pas autant que les bilieuses.

Je ne prétends pas non plus parler de ces tempéramens de femmes fort sanguines, qui n'ont que sept ou huit jours libres pendant un mois, et qui pendant vingt ou vingt-deux jours sont sujettes à des écoulemens ennuyeux, comme étoit mademoiselle de Ling..., qui de plus sentoit le bouc depuis l'âge de douze ans; de ces femmes, dis-je, qui sont bonnes et pacifiques, et qui, dans leur extrême vieillesse, deviennent stupides et hébétées, mais seulement de celles qui n'ont leurs règles que quatre ou cinq jours de suite, qui sont simples, adroites et enjouées, et qui, dans un âge décrépit, ont les sens aussi rassis que dans leur plus vigoureuse jeunesse.

Après avoir fait toutes ces distinctions de tempéramens, examinons à cette heure les signes qui conviennent en général à ces deux complexions, et ceux qui leur sont propres en particulier.

Les filles sanguines – bilieuses ont des signes communs qui peuvent convenir aux sanguines–mélancoliques. Les unes et les autres sont de toute sorte de taille : il y en a de grandes, de médiocres ou de petites; toutes deux sont belles ou laides; l'une et l'autre ont de grosses veines aux bras et aux mains, et du poil au chignon du cou et le long de l'épine du dos. L'amour les a marquées toutes deux de sa marque, et leur a imprimé sur les joues et sur les lèvres le caractère de la cruauté. Les pommettes de leurs joues sont rouges comme du corail; elles sont au toucher fermes et un peu sèches, et la chaleur dominante ne leur permet pas d'avoir une peau humide et fade, ni le coloris du teint plâtré et dégoûtant.

Il n'en est pas ainsi des autres marques particulières qui distinguent les filles bilieuses-sanguines d'avec les sanguines-mélancoliques : celles-là ont un sang plus délié et plus fluide; au lieu que celles-ci en ont un plus grossier et plus visqueux : dans celles-là la bile se fait connoître par ses effets, c'est-à-dire une portion du sang la plus chaude et la plus sèche; et dans celle-ci la mélancolie, c'est-à-dire une bile brûlée et un sang épais, qui est beaucoup plus chaud et plus sec que la bile dont souvent elle est faite : celles-là ont un feu qui brûle comme dans de la paille; et celles-ci en ressentent un autre qui est allumé dans leurs entrailles comme dans du bois vert, qui, bien qu'il n'ait pas tant d'éclat ni de lumière que l'autre, a pourtant beaucoup de chaleur. C'est donc du sang que naissent les différences que nous observons dans ces deux sortes de

tempéramens que nous découvrons dans le
corps et dans l'âme de ces deux filles.

D'ailleurs, bien qu'elles aient toutes deux
de l'embonpoint, cependant celle bilieuse
ayant un sang plus délié, plus actif et plus
pétillant, et ses actions étant plus badines,
enfin dissipant plus de sang que l'autre,
elle doit aussi être plus maigre, et les règles
ne doivent couler que trois ou quatre jours
de suite, et encore en très-petite quantité;
au lieu que les règles de la mélancolique
coulent plus abondamment pendant sept à
huit jours; et parce que le sang de celle-ci
est plus épais et moins actif, que sa vie sé-
dentaire ne lui permet pas d'en faire une si
grande dissipation, et que d'ailleurs elle
dort davantage, ses actions doivent aussi
être plus lentes, et son embonpoint plus
accompli.

Au reste, la bilieuse a ordinairement la
tête petite et les cheveux blonds ou châtains;
mais la mélancolique l'a un peu plus grosse,
mieux faite, et son poil et ses cheveux sont
noirs : et comme la sanguine bilieuse est
plus sujette que l'autre à tomber dans les
foiblesses de son sexe par la force de son
tempérament, les anciens Romains avoient
coutume de dépeindre les courtisanes avec

des cheveux et des perruques blondes, e
les sages matrones avec des noires : témoi
Pétrone, qui dans son histoire satiriqu
donne des tresses blondes à Lépida, à Poppé
et à Agrippine, les trois plus grandes cou
tisanes de leur temps. De plus, la sanguine
bilieuse a une gorge médiocre et des teton
fermes qui ne se touchent point, et qui sem
blent être collés à sa poitrine ; mais la sanguine-mélancolique a une grosse gorge, e
ses mamelles sont dures et se baisent l'un
l'autre, pour nous marquer ses inclination
secrètes et amoureuses.

Si ces deux jeunes filles sont distinguée
par des signes essentiels que l'on observ
dans leurs corps, elles ne sont pas moin
différentes par les diverses passions qui o
cupent leur âme.

De son naturel, la fille sanguine-bilieu
est agissante et légère, hardie et enjouée
inquiète et inconstante ; elle chante, el
danse, elle folâtre toujours ; jamais en re
pos, toujours badine ; l'amour paroît à d
couvert dans ses yeux et sur son visage
comme il est dans son cœur ; enfin, c'est l
sincérité même et la candeur. Si un homm
lui plaît, d'abord elle s'engage à l'aimer
alors son feu est violent, mais il ne du

pas : c'est un feu de paille dont l'activité est bientôt rallentie. Le premier venu la persuade aisément, et lui fait changer de dessein : de sorte qu'elle se fait autant d'amans qu'il y a de personnes qui lui plaisent. Son tempérament est la cause de ses inclinations; les esprits de son sang, qui sont les organes dont l'âme se sert pour agir, sont toujours émus avec violence au moindre objet qui se présente; ils ne trouvent point, dans sa petite tête, d'obstacle qui les arrête, et ils ne demeurent point où la raison réside : c'est ce qui la fait résoudre trop promptement, et juger avec trop de précipitation. Elle ne regarde jamais l'avenir, et n'envisage que le présent, qui passant très-vite n'est accompagné que de fort peu de circonstances : aussi se repent-elle souvent de ses desseins, et se trompe presque toujours dans le commerce de la vie.

Toutes ces inclinations légères n'empêchent pourtant pas qu'elle n'ait meilleure grâce et moins de contrainte que l'autre; et quoiqu'elle soit fort enjouée et fort libre en apparence, elle est pourtant très-modeste et très-retenue intérieurement. Ce n'est pas une gaîté de malade qui rit en mourant, et

II.   O

qui est un signe des ordures qui l'ont exci-
tée ; sa joie et son enjouement marquent la
tranquillité de son esprit, le repos de son
âme, la sagesse et la vertu, qui ne se lient
jamais qu'avec l'innocence et la simplicité;
et si elle est facile à persuader, elle est
assurément fort difficile à prendre.

J'avoue que c'est un des malheurs du
siècle de n'oser badiner sans que l'on s'en
plaigne et que l'on en médise, comme si
l'eau dormante étoit meilleure à boire que
celle qui court. En vérité, ces aimables
personnes méritent nos respects. La naïveté
de leurs actions nous charme, et la sincérité de leurs sentimens nous enchante. Les
esprits du sang de cette jeune fille, toujours
émus, enflamment son cœur par la vîtesse
de leurs mouvemens; ils échauffent son cerveau par le passage rapide qu'ils y font avec
précipitation; en un mot, ils mettent tout
son sang dans un mouvement précipité, ce
qui est la cause de l'inconstance et de l'enjouement de la belle.

C'est donc son tempérament qui la rend
légère, et non vicieuse; gaie, et non éva-
porée; simple, et non stupide. Si par hasard elle s'attache à un homme pour le ma-

riage, elle le fait plutôt par considération
que par sa propre inclination ; et comme
elle entre dans un état où le badinage en
fait souvent l'ensemble, jugez si l'amour,
qui n'est qu'un enfant qui se plaît toujours
à badiner, n'augmentera pas son inclination enjouée? Elle folâtrera même jusques
entre les bras de son mari, quand elle se
soumettra aux ordres que la nature lui a
imposés pour lui rendre ce qu'elle lui doit;
son corps ne sera pas plus en repos que son
âme, qui pourtant ne s'égarera jamais que
par les plaisirs excessifs du mariage ; ses
membres ne deviendront jamais immobiles
ni froids, parce que son cœur ne sera point
navré par l'excès des contentemens amoureux : si sa voix est quelquefois chancelante, ses soupirs suffoquans, sa parole
mourante et entrecoupée, il ne faut en ac-
cuser que l'amour qui la blesse; mais il ne
la fait pas mourir. Sa légèreté naturelle,
qui ne lui permet pas de s'attacher fortement à son mari lorsqu'elle s'acquitte des
devoirs du mariage, la préserve des coups
mortels de l'amour.

Mais la fille sanguine-mélancolique a bien
d'autres inclinations que celles-là; son âme

est bien plus constante et moins légère :
quand elle chante ou danse, c'est avec plus
de modestie ; si l'amour paroît dans ses yeux
et sur son visage, c'est d'une manière forte
et assurée, qui marque bien qu'il s'est em-
paré de son cœur, et qu'il s'y grave fortement ; sa timidité naturelle ne l'oblige pas
à s'engager sitôt à la vue d'une personne
qui lui plaît ; elle y pense long-temps avant
que d'aimer ; l'amour touche long-temps
son cœur sans l'échauffer, et quand il l'é-
chauffe par son feu, qui a de légers com-
mencemens, elle en ressent insensiblement
la chaleur, qui croît toujours ; et quand ce
feu est une fois allumé, il est ardent et violent même ; c'est un feu dans du bois verd
et dans une matière épaisse, qui ne s'é-
teint pas sitôt ; il n'y a ni persuasions ni
raisons assez fortes qui pussent détourner,
cette fille d'aimer, quand elle est une fois
attachée à un homme qu'elle estime : c'est
un effet de sa complexion qui la rend si
constante dans ses desseins, et si résolue
dans ses entreprises.

Son sang et ses esprits bouillans, qui coulent lentement dans ses veines, font tant
d'impression sur son cœur et sur son cer-

veau, que toutes les parties de son corps
s'en ressentent également; le feu qui l'anime
est d'une matière si tenace, qu'il ne l'abandonne jamais qu'après l'avoir consumée :
de là vient qu'elle consulte avec raison,
qu'elle raisonne avec prudence, et qu'elle
s'abandonne avec discrétion. Elle se perd
bien loin dans l'avenir, et y va chercher
des plaisirs pour s'assurer de son bonheur,
qu'elle grossit toujours ; sa prudence la rend
malheureuse ; elle est ingénieuse à se tour-
menter; l'espérance la flatte et lui fait voir
des voluptés excessives : ainsi elle trouve
des plaisirs réels par la force de son imagination, qui ne sont véritablement que chi-
mériques ; les circonstances infinies de l'a-
venir embarrassent son âme amoureuse ; et
pour n'être point trompée, elle se feint des
contentemens dans toute son étendue ; son
imagination vive et échauffée par le désir
extrême de la jouissance, son esprit même,
que j'ai nommé ailleurs intelligence, semblent extrêmement emportés par les émotions de son âme, qui est la partie spirituelle
la plus basse et la plus voisine des sens ; ses
rêveries en amour sont extravagantes, elles
vont jusqu'à l'extase, d'où elle ne sortira

II.   *

pas sitôt, à moins qu'on ne l'en tire par miracle : car comme le démon se mêle quelquefois parmi les vapeurs de la terre qui forment l'orage pour causer quelque part du désordre, s'il faut en croire nos démonographes, ainsi l'amour se mêle quelquefois parmi les fumées noires d'une bile brûlée, pour leurrer le beau sexe par l'espérance d'un bonheur ou de quelque grand plaisir à venir.

Enfin l'amour qui agite cette fille est si violent, qu'elle tomberoit sans doute dans quelque désordre odieux pour son sexe, si la timidité et la crainte n'étoient de puissans obstacles pour s'opposer aux efforts de sa passion amoureuse ; sa timidité naturelle est même une marque de son esclavage amoureux, et du trouble qu'elle sent au-dedans ; et si elle paroît retenue, elle n'est pas innocente. Les âmes les plus dissimulées sont celles qui sont les moins vertueuses, parce que le masque dont elles se couvrent empêche d'apercevoir ce qu'elles sont véritablement.

Si nous cherchons la cause de toutes les inclinations de cette fille, nous trouverons sans doute que son sang chaud et grossier,

ses esprits brûlans et agités, sont la source
de toutes ses passions ; car son âme amoureuse, qui se sert de ces esprits enflammés
pour l'usage de ses passions, les excite avec
tant de force dans son cœur, qu'il en est lui-
même fort ému et fort échauffé ; et puis le
cœur, dans ses petites cavités, agitant encore ces mêmes esprits, il les rend plus
chauds et plus pénétrans ; si bien qu'étant
ensuite dardés avec vigueur dans le cerveau, ils y ébranlent les petits fibres qui
excitent l'imagination. C'est donc par le
moyen du feu du cœur, et par la vivacité
de l'imagination, qu'il se fait une multi-
plication et un concours d'esprits qui acca-
blent, pour ainsi dire, le cœur et le cerveau de cette jeune personne. Il est vrai
que ces parties se déchargent de ce qui les
trouble sur leurs propres canaux et sur les
autres parties de notre corps, principalement sur les parties naturelles de cette fille,
où ses esprits font une telle impression,
qu'il n'est pas aisé de détruire par la tena-
cité de la matière dont ils sont faits, et dont
l'âme se sert pour exciter ses passions.

Si par hasard on parle de mariage à cette
fille, tout est en trouble chez elle ; elle de-

vient rêveuse, morne, chagrine, et plus timide qu'à l'ordinaire. Ces désordres sont des marques assurées que l'amour fait du ravage dans son cœur : alors elle désire avec empressement ce qu'elle refuse avec crainte ; enfin, si l'amour l'emporte sur sa timidité, et qu'elle consente à se jeter entre les bras d'un homme, cette même timidité lui fera refuser ses faveurs, préférant les laisser prendre, afin d'excuser son consentement par la force ; alors l'amour extrême la rendra foible, et s'emparant entièrement de son cœur, elle deviendra aussi immobile qu'un glaçon, sa chaleur et ses esprits se précipitant entièrement dans ses parties naturelles, pour obéir aux ordres de la nature. Si alors elle donne quelque marque de vie, ce n'est plus que par des soupirs et des sanglots entrecoupés, et son extase est si grande, qu'elle n'a pas même senti le commencement des voluptés qui l'ont causée.

C'est donc le sang et ses esprits qui, étant de différente nature, font la variété de la complexion de ces deux personnes ; car s'il est vrai que les timides engendrent le plus de sang et d'humeurs superflues, vu qu'elles aiment l'oisiveté et le repos, il est présumable qu'elles font plus de semence, et que par conséquent elles sont plus amoureuses : témoins les lapines, qui étant chaudes et fécondes n'ont pas sitôt mis bas, qu'elles conçoivent une autre fois, ou bien elles déjà conçu. Cela est si assuré qu'Ovide, qui est le maître en l'art d'aimer, disoit *adieu l'amour, si l'on bannit l'oisiveté*; et que Théophraste a dit que l'amour étoit *une affection d'une âme paresseuse.* C'est sans doute dans cette vue que deux fameux sculpteurs de l'antiquité, Carracus et Phidias, firent Vénus d'une même inclination par la posture qu'ils lui donnèrent ; car l'un la fit assise, et l'autre lui mit une tortue sous les pieds.

Il n'en est pas de même des gaies et des enjouées ; elles sont plus sèches et n'engendrent pas tant d'excrémens ; elles n'ont pas le temps de demeurer en repos, ni de rêver à l'amour ; si elles sont amoureuses, elles ne le sont qu'avec inconstance, à cause de l'activité de leur sang et de la multiplicité des objets qui leur plaisent : ainsi je puis véritablement conclure que les timides sont plus amoureuses que les enjouées.

~~~~~~~~~~~~~~~~~~~~~~~~~~~~~~~~~~~

CHAPITRE XI.

S'il y a plus de peine à gagner les bonnes grâces d'une femme qu'à se les conserver.

IL n'étoit pas besoin, ce me semble, que Dieu contraignît les deux sexes, par des commandemens sévères, à s'aimer l'un et l'autre : il avoit mis dans nos cœurs, en nous créant, des désirs suffisans pour nous porter à aimer; témoin Adam, qui n'eut pas plutôt vu Eve, qu'il en devint amoureux, et je pense que les premières occupations de sa vie furent les caresses qu'il fit à sa femme. Son feu fut d'abord et continuellement violent, puisqu'il ne s'éteignit qu'avec sa vie. De son côté, Eve n'en fut pas moins émue; sa flamme s'augmenta par le feu de son mari, et l'amour, qui alors comme à présent n'étoit qu'un enfant, badina avec eux comme il fait avec nous.

Si Dieu a fait des préceptes pour nous engager à aimer, il faut croire que ce n'a été qu'à cause de la corruption de notre nature : il nous avoit donné d'abord assez d'inclination de part et d'autre pour ne nous pas refuser des faveurs ; mais il se trouva, dans la suite des temps, des personnes barbares et si inhumaines, qu'elles éteignirent ce feu naturel et ces flammes innocentes par une injustice qui en fit faire une loi.

Il y a pourtant peu de personnes aujourd'hui qui soient si cruelles que de haïr plutôt que d'aimer ; la plupart sont d'une autre humeur, et elles se trouvent si indispensablement obligées à aimer par une inclination secrète et naturelle, qu'elles cesseroient plutôt d'être qu'elles ne cesseroient d'aimer : la femme principalement est de cette complexion ; elle aime naturellement ; elle n'a qu'à voir un homme pour avoir d'abord de l'estime pour lui, parce qu'il est d'un autre sexe ; aussi est-ce pour cela que quelques philosophes l'ont appelée un animal sociable.

Comme elle est faite d'une matière plus douce et plus polie que celle de l'homme, elle a aussi des parties plus mollettes et plus tendres ; son cœur est plus porté à la compassion que le nôtre, et sa pitié s'étend

souvent jusqu'à soulager nos langueurs,
quand elle s'exposeroit même à la perte de
sa réputation et de sa vie. Elle aura de la
peine à voir un homme prosterné à ses pieds
sans le relever aussitôt, pour l'embrasser ensuite avec des soupirs réitérés et des larmes,
qui sont des marques évidentes de sa ten-
dresse : aussi nous avons remarqué ailleurs
qu'elle aimoit avec plus de force et de constance que l'homme, et qu'il sembloit que
la nature lui eût fait un cœur propre pour
aimer ; si bien que les historiens ne nous
ont jamais parlé de femmes misantropes,
comme ils ont fait de plusieurs hommes.

D'ailleurs, l'envie déréglée qu'elles ont
de se rendre immortelles par les moyens
de la génération est encore une puissante
cause qui les oblige à aimer ; et ne pouvant
engendrer seules, elles cherchent avec empressement un compagnon avec qui elles
puissent se lier étroitement, et, par la jonc-
tion de leurs feux, produire une étincelle
qui soit cause d'un autre feu qui s'allumera
un jour dans le cœur de l'enfant qu'ils auront engendré.

Je ne veux point m'arrêter ici aux fables
que l'antiquité nous a débitées, lorsqu'elle

a fait connoître des exemples de pro-
ions extraordinaires, et qu'elle a pu-
que ses dieux et nos hommes avoient
leurs semblables, sans le commerce
sexe différent. Cela me paroît si im-
ible, que j'ai dessein de faire plus loin
liscours, lorsque je traiterai des in-
s, pour désabuser ceux qui pensent
y en a qui peuvent engendrer sans le
urs et le mélange d'un sexe différent.
'autre part, la femme étant naturelle-
t fort humide, elle engendre aussi beau-
de sang et de semence, dont souvent
ne sauroit se débarrasser toute seule;
se trouve quelquefois si chargée de cette
ière humeur, pour ne rien dire de la
nière, qu'au rapport de Galien il a fallu
d'artifices et de remèdes à l'égard de
ques-unes, dont l'état ne permettoit
les caresses des hommes, pour les dé-
asser de cette matière importune. C'est
e semence qui leur cause tant de maux
nd elle est retenue ou corrompue dans
éceptacles ou dans ses cornes, ou quand
en sort par l'ouverture frangée de ses
npes, pour se répandre dans la cavité
'eutre ; c'est elle qui trouble l'imgina-

II.   P

tion, déprave la mémoire, ruine la raison, et qui, contre les lois de la nature, arrêtant le mouvement du sang, ou le faisant bouillonner, rend les femmes froides, stupides, et même extasiées, ou emportées, hardies et maniaques ; enfin celle qui rend quelquefois leur corps tremblant et convulsif ; si bien que la nature, qui par un instinct secret leur a montré un remède assuré pour leurs maux, leur inspire un désir ardent de se joindre amoureusement à un homme ; et c'est cette union qu'elles cherchent quelquefois avec empressement, souvent sans savoir ce qui les porte à aimer.

Au reste, la passion d'aimer ne seroit pas si violente sans doute, si la nature n'avoit établi, dans les caresses des femmes avec les hommes, des plaisirs qui surpassent toutes les autres voluptés par la sensibilité des parties nerveuses et naturelles de la femme, et si elle n'avoit continué ces plaisirs hors des embrassemens amoureux; car, quand il est question d'aimer, la femme a une imagination si vive et si obéissante aux ordres de l'amour, que souvent ses parties amoureuses sont échauffées, et plus irritées dans l'absence que dans la présence

même d'un homme. Ainsi la volupté étant
continuelle dans les femmes amoureuses,
soit par la force de leur imagination, ou
par les caresses véritables, il n'y a pas lieu
de douter que le plaisir ne soit une puissante
cause qui les oblige à aimer.

Mais encore la femme, qui est foible de
son naturel, et qui, selon le sentiment de
Platon, pourroit être mise au rang des animaux irraisonnables, n'envisage souvent que
la volupté pour l'unique but des embrassemens amoureux ; son action, étant d'elle-
même une action animale, ne fomente dans
son esprit d'autre idée que celle dont elle
porte le nom ; et comme le plaisir est op-
posé à la douleur, que la nature abhorre
extrêmement, la femme ne considère la volupté, dans ses caresses amoureuses, que
comme l'unique remède à ses maux ; enfin
elle a encore une raison aussi civile que naturelle qui l'oblige à aimer. La nature l'a
faite aussi foible que timide ; c'est pour
cela qu'elle est contrainte de chercher ailleurs que dans soi-même de la force pour
se défendre contre ses ennemis, et de l'appui pour se soutenir dans les occasions. La
soumission qu'elle fait paroître dans l'ac-

tion amoureuse, et la foiblesse de sa taille, marquent assez qu'elle a besoin du secours et de l'appui d'un homme : ajoutez à cela qu'elle a un esprit fort léger qui demande de la prudence, pour être utile à quelque chose. C'est une girouette qui tourne au moindre vent, et qui seroit sans doute emportée par la tempête, si la verge qui la soutient ne la retenoit.

Que l'on ne me dise pas qu'il y en a aujourd'hui d'assez fortes pour gouverner les royaumes entiers que la loi a fait tomber en quenouille; et qu'autrefois les Amazones, qui entreprenoient des guerres sanglantes, et qui en rapportoient d'heureuses victoires, n'étoient ni foibles ni timides; car l'expérience de tous les jours nous fait voir qu'outre qu'il y en a peu de ce nombre, celles qui sont les seules reines d'un grand pays ne gouvernent ordinairement que par l'avis des grands de la nation; et quoique M. Petit nous ait dit depuis peu des merveilles touchant les Amazones, cependant elles ne conviennent ni à notre climat, ni à notre façon de vivre, ni à nos tempéramens, la force et la hardiesse n'étant attachées naturellement qu'aux hommes de nos régions.

est donc vrai que la femme est plus
de et plus foible que nous, et qu'elle
si des inclinations plus fortes que nous
er; et puisqu'elle a pris naissance d'une
s côtes, comme nous le marque l'Ecri-
, et que tout retourne, selon l'ordre
nature, dans le lieu d'où il est sorti, il
isonnable que la femme aime l'homme
u'elle se joigne naturellement à lui,
se remettre dans la place qu'elle occu-
autrefois.

our l'homme, il ne lui est pas difficile
ner une femme qui l'aime : on a autant
clination pour elle qu'elle en a pour
; il ne faut que lui marquer de la dou-
pour l'obliger à aimer; ce sont des
iches qui se prennent avec un peu de
l. La complaisance soumet la femme :
es ce qu'elle veut, c'est la gagner avec
eu de peine; mais l'assiduité que l'on a
rès d'elle la rend esclave; car comme
est de la nature des enfans, qui aiment
jours à badiner quand ils en trouvent
casion, souvent la femme cesse d'ai-
r quand elle manque de jouet pour s'é-
tre. Enfin, la pudeur lui étant quelque
se de naturel, elle désire laisser prendre

II.

ce qu'elle ne veut pas donner. En vérité, un homme timide a tort de l'être auprès d'une femme ; s'il l'attaquoit hardiment, elle se défendroit avec foiblesse.

Il est donc fort aisé de s'aimer réciproquement, puisque l'amour est l'agent de l'amour, et que dans le pays amoureux l'on ne change jamais de monnoie; mais il est très-difficile de se conserver l'estime que l'on s'est acquise auprès d'une belle ; car si se conserver les bonnes grâces dépendoit de la nature, qui agit toujours régulièrement, je croirois qu'il seroit aussi aisé de se les conserver que de les acquérir. Mais comme il ne dépend que du caprice et de la légèreté d'une femme de nous continuer ses faveurs, il faut s'attendre à les perdre souvent, et même quelquefois dès le moment que nous les avons acquises.

L'orgueil et la vanité des femmes sont la véritable cause de cette perte : elles se croient ce qu'elles ne sont pas ; il leur semble que leur règne est éternel, et qu'elles seront toujours belles, agréables *et* maîtresses, comme elles étoient autrefois; mais l'homme, qui aime naturellement sa liberté, a de la peine à se soumettre long-temps à

ne belle ; comme cette soumission lui ôte
in peu de son droit, il échappe quelque-
ois, il se dérobe, et qui pis est il se dégoûte
l'une même personne : ainsi il déplaît à la
elle, qui le chasse comme un perfide et
n inconstant, et comme indigne de son
mour.

D'ailleurs, la femme qui aime beaucoup
st fort impatiente ; elle voudroit que sa
aison fût assouvie dès qu'elle la presse ; et
i un homme épuisé, qui n'aura fait que
a mettre en appétit, s'absente pour se ré-
ablir de ses langueurs, tout est perdu ;
'est Poppée qui s'alarme de l'absence de
Néron, ou Agrippine de celle de Crépérius
Rallus : enfin ce sexe ne veut point d'ab-
eńce ; autrement il s'offense et il se plaint ;
oujours badiner, caresser, c'est son affaire ;
i l'on n'est pas assez prompt à lui accor-
ler tout ce qu'il demande, l'inquiétude le
orend, l'oblige souvent à rompre le respect
ju'il doit à ses amans, qui d'ailleurs lassés
lu caprice et de l'impatience de cette fem-
ne lascive, l'abandonnent pour en chercher
ine autre qui ait de meilleures inclinations.

D'autre part, elle est fort amoureuse de
son naturel, sa complexion la portant natu-

rellement à aimer ; et pendant que sa pudeur couvre sa passion, sa passion excite
ses humeurs dans ses parties naturelles,
d'où souvent naissent des vapeurs malignes
et déliées qui aiguisent son imagination, et
qui la rendent plus amoureuse qu'elle n'é-
toit auparavant. Dans cette fougue de passions, elle n'est plus à elle-même : quoi
qu'il en coûte, elle veut être satisfaite ; et
si un homme veut alors se servir d'elle
comme d'un remède, ou qu'étant un peu
indisposé, soit par la maladie ou par l'âge,
il ne puisse fournir aux plaisirs de la belle,
tout est perdu ; point d'excuse pour lui ; on
s'en lasse, on s'en dégoûte, et l'on cherche
ailleurs un autre qui, par la nouveauté,
s'acquittera mieux de son devoir, mais qui
quittera enfin la partie, par les épuisemens
excessifs qu'il souffrira avec cette femme
amoureuse.

La jalousie suit de bien près son infâme
volupté ; elle pense qu'on est toujours prêt
à satisfaire sa passion ; et quand on ne l'est
pas, elle s'imagine que l'on fait ailleurs des
débauches, au lieu d'en faire chez elle : alors
elle ne peut voir son amant sans murmurer,
sans devenir triste, morne, chagrine et in-

)rtable ; elle voudroit toujours assu-
un homme à la prison ; mais comme
peut long-temps souffrir ses chaînes et
sclavage, il s'échappe, il fuit, il cher-
illeurs de quoi se divertir : alors la
sie augmente, souvent elle se change
ge, en désespoir, et on trouve la belle
t disposée à la vengeance qu'à l'a-
:. Cet objet n'est plus aimable, c'est
émon visible qui nous a tenté, mais
ious fait horreur présentement.
ifin son opiniâtreté est sans exemple :
a qu'à lui marquer sa volonté, pour
iger à faire le contraire. Si l'amour,
ses enchantemens ordinaires, cachoit
les défauts de cette femme, on se lais-
t surprendre à ses artifices ; mais sa
on étant trop violente pour feindre,
essille enfin ses yeux, et l'on s'ennuie
e esclave d'une belle qui est si capri-
se et si incommode ; et quoi que l'on
ou faire pour conserver ses bonnes grâ-
elle est si bourrue et si inégale, qu'il
mpossible de vivre auprès d'elle dans
bonne intelligence. Si elle a quelque
ce de vertu, cette vertu est vicieuse,
es circonstances qui l'accompagnent ne
endent pas plus aimable.

Enfin, quelque amoureux que puisse être un homme, il ne peut long-temps se plaire auprès d'une femme qui a de tels défauts ; et comme la plupart des femmes approchent de la complexion de celle-ci, il me semble qu'il est plus difficile de se conserver les bonnes grâces d'une femme, que de se les acquérir.

CHAPITRE XII.

Si la belle plaît plus que la complaisante.

SOUVENT il faut un siècle entier pour voir naître une belle personne, parce que la nature a besoin pour cela de tant de parties proportionnées les unes aux autres, et de tant de conditions différentes du côté de ceux qui l'engendrent, qu'il est bien difficile qu'elle y réussisse. Souvent l'âme des parens n'est pas toujours dans des dispositions convenables, et la matière dont les hommes sont faits n'est pas toujours flexible pour lui obéir : si bien que je ne m'étonne pas s'il y a si peu de belles personnes au monde.

La beauté ne consiste pas seulement dans la juste proportion de toutes les parties du corps, mais encore dans la santé, dans la jeunesse et dans l'embonpoint, qui rendent la peau polie et blanche, et outre ce, quelques parties du corps vermeil comme du corail rouge. La bonne grâce est encore tellement essentielle à la beauté, par la conduite du mouvement du corps et principalement du visage et des yeux, qui sont les truchemens de l'âme, que souvent c'est cette seule bonne grâce qui, faisant une grande partie de la beauté, nous engage à aimer. Mais la beauté n'est point parfaite, si l'âme n'a pas ses agrémens, et si une personne ne peut être la maîtresse de ses passions.

Le cardinal Carjétan et le philosophe Socrate, les plus laids hommes du monde, surent si bien embellir leur âme par la modération de leurs passions, qu'ils se sont fait aimer de ceux qui eussent eu de l'aversion pour eux, s'ils ne les eussent regardés que par les yeux du corps.

C'est cette beauté parfaite du corps et de l'âme qui, procédant de la divinité, nous persuade aisément sans rien dire.

Elle attire promptement nos yeux, et en
même temps, par une tyrannie secrète, elle
se rend maîtresse de notre volonté; elle est
placée dans toutes les parties proportionnées du corps, comme nous l'avons dit au
chapitre XI de ce livre; mais elle paroît
principalement dans le visage et les yeux,
où l'âme se représente elle-même, et où la
beauté a établi son trône : aussi les peintre
n'ont accoutumé que de nous peindre le vi
sage, parce qu'il est seul l'abrégé de tou
l'homme, et que c'est par-là qu'en distin
guant ses traits nous connoissons la diffe
rence des hommes.

Cette beauté ne se conserve ni pa
voluptés excessives, ni par des cont·
mens réitérés; au contraire, elle en est
nie, et souvent effacée. Le feu flétrit ι
belle fleur et en détruit l'éclat; il n'y a ι
la fraîcheur de l'eau qui lui puisse lor
temps conserver sa beauté : il en est
même d'une femme que le feu de la con·
piscence dessèche peu à peu, au lieu qu
tempérance la conserve long-temps da
un même état.

C'est cette beauté qui, depuis le com
mencement du monde jusqu'à présent,

en tant de crédit dans le commerce des
hommes : elle nous entraîne malgré nous,
quelque forts et quelque constans que nous
fussions, si bien que nous sommes aussitôt
vaincus par l'approche d'une belle personne
que nous sommes forcés à aimer, si elle
est de notre sexe ; mais si elle est d'un sexe
différent du nôtre, la nature, par des flammes secrètes qu'elle a excitées dans notre
cœur, nous y entraîne avec beaucoup plus
d'empressement.

Il ne faut pas s'étonner si nous sommes
naturellement portés à aimer la beauté,
puisque, selon le rapport des poëtes, les
dieux eux-mêmes eurent de cruelles guerres
pour la beauté d'Hélène. Les déesses ne
furent pas plus d'accord qu'eux sur ce même
sujet, et elles ne se fussent pas cédé le droit
qu'elles prétendoient avoir, si Pâris n'eût
décidé là-dessus, et s'il n'eût prononcé en
faveur de Vénus, comme étant la plus belle
et la plus agréable des trois déesses amoureuses.

Ce n'est point de la beauté trompeuse et
masquée dont je prétends parler ici. L'artifice ne convient point à un beau visage ;
et si la nature lui a donné quelques agré-

II.   Q

mens, le fard efface et ternit ce qu'il y a
de plus beau et de plus précieux.

Ce n'est point ce qui a le plus d'éclat
qui est le plus beau et le meilleur : les mouches à miel, qui nous donnent une si agréable liqueur, ne nous paroissent pas si belles
que les cantharides, qui par leur faux brillant cachent un venin mortel, qui nous
ronge les entrailles si nous en usons. Ce
n'est donc pas cette beauté fardée et appa-
rente que nous voulons aimer, c'est cette
beauté simple et naturelle qui de l'âme se
communique au corps, et qui nous charme
si fort, quand nous la regardons de bien
près.

Après avoir examiné la beauté dans sa
nature et dans ses effets, voyons maintenant ce que c'est que la complaisance, et
puis nous nous déterminerons à aimer une
belle femme ou une complaisante.

La complaisance est tellement nécessaire
dans le commerce des hommes, que si elle
en étoit bannie toutes les conversations de-
viendroient des disputes et des querelles,
et au lieu de la douceur et de la franchise,
dont la nature nous a fait présent, nous
n'aurions parmi nous que de la flatterie et

des déguisemens. Sans l'art de plaire, tout
seroit confusion dans la société des femmes.
La complaisance est une charité civile qui
loue sans flatter, qui corrige sans offenser,
qui guérit sans blesser, et qui ôte l'amer-
tume des remèdes sans en détruire la vertu;
c'est elle qui encourage les timides, qui en-
seigne les ignorans, qui relève les scrupuleux, et qui fortifie les foibles. Le jugement et la discrétion ne l'abandonnent jamais; elle est sage dans ses entreprises,
avisée dans ses pensées; enfin, c'est une
vertu secrète qui charme les cœurs des plus
grands et des plus petits esprits. Je puis la
comparer à un aimant qui attire le fer,
quelque résistance qu'il fasse : je veux dire
qu'elle ménage comme elle veut les esprits
les plus grossiers; elle n'est point aveugle
ni muette, comme quelques-uns l'ont dit;
elle a des yeux pour remarquer les vertus
et les vices, et une langue pour louer sans
flatterie et pour blâmer sans rigueur : c'est
une douceur naturelle qui convient bien
aux deux sexes, mais principalement à celui qui est le plus beau; elle le rend amoureux sans crime, libéral sans prodigalité,
et complaisant sans dissimulation. Il n'y a

que les grandes âmes qui sont complaisantes de la sorte, et c'est cette complaisance que j'ai dessein de mettre en parallèle avec la beauté, pour savoir laquelle des deux nous charme et nous enchante le plus.

Ce n'est point de la lâche complaisance dont je veux m'entretenir ici ; elle est un art qui trompe agréablement, qui charme et qui empoisonne en même temps tout le monde : c'est une agréable meurtrière dont les blessures nous plaisent et nous font mourir ; elle est le partage des petits esprits et du peuple : témoin le foible Achab dont parle l'Ecriture, lequel n'aima que des prophètes flatteurs et complaisans, et qui en fut trompé dans la suite. L'expérience nous fait voir que les faux complaisans nous flattent pour nous détruire, et qu'ils ressemblent à ceux qui chatouillent les pourceaux sur le dos, pour les jeter à terre et pour les tuer ensuite. C'est cette complaisance trompeuse qui fait la guerre à la vertu, qui blâme avec les médisans, et qui pallie le vice avec les impies et les débauchés ; elle dit que la témérité est un grand courage, et que l'avarice est une économie ; que l'effronterie est une bonne humeur ; que l'éloquence 'est un babil ; que la modestie est une stupidité, et que la franchise est une insolence. Ce fut cette complaisance qui fit prendre au lâche Sardanapale des habits de femme pour converser avec elles, et qui obligea Hercule à laisser sa massue pour prendre une quenouille, à la persuasion d'Omphale. Ces foiblesses furent sans doute la cause qu'Héliogabale fit un édit contre les lâches complaisans, par lequel il ordonnoit qu'ils fussent attachés à une roue, qui auroit un de ses rayons en l'eau, et qui tourneroit de la sorte, pour nous montrer par-là l'inconstance et la mollesse de leur vie.

Si Agrippine eût été traitée de la sorte pour l'infâme complaisance qu'elle eut pour Bassianus, elle eut assurément souffert un supplice proportionné à son crime : l'eau où elle auroit été plongée auroit peut-être éteint le feu de sa concupiscence, qu'elle fit plutôt assouvir qu'éteindre par les caresses de son propre fils. En vérité, cette sale complaisance est bien représentée par de foibles roseaux qui plient à tout vent, et qui croissent dans la boue ; car elle est la nourrice des Vices, comme la Concupiscence est la mère de la Malice, qui les

II. *

fait naître. Je le répète, il n'y a que les petits esprits qui se laissent corrompre par cette basse complaisance ; les sages se rient de ses souplesses, et méprisent ses finesses, ses inégalités et ses trahisons. Ce fut cette funeste complaisance qui fit pécher notre première mère, et qui entraîna Adam dans les désordres dont nous sentons aujourd'hui les effets.

Ce n'est donc point de cette sorte de complaisance dont je veux parler maintenant, ni de cette beauté rude et fade, que l'on trouve ordinairement parmi les femmes mal élevées, qui n'ont ni la bonne grâce ni les qualités de l'âme qui font presque toujours l'essence de la beauté dont nous parlons.

Cela étant ainsi établi, il me semble qu'il est aisé à cette heure de se déterminer sur la question proposée, savoir si la belle nous charme plus que la complaisante.

L'expérience nous fait voir que la beauté des femmes nous excite à les aimer ; mais si cette beauté est accomplie par le mélange de la bonne grâce et des qualités de l'âme dont nous avons parlé ci-dessus, il n'y a ni charmes ni enchantemens qui soient plus violens que ceux-là. La belle taille des femmes, leur embonpoint et leur beau visage, avec les autres parties de leur corps proportionnées les unes aux autres, forcent avec violence notre volonté; mais si un je ne sais quoi qui nous plaît, et qui accompagne les actions et le mouvement de leur corps, est inséparable de leur beauté, et que d'ailleurs elles ménagent avec empire leurs passions, c'est-à-dire qu'elles soient vertueuses, prudentes, discrètes, constantes, fidèles, complaisantes, en un mot, qu'elles soient sages, nous sommes alors obligés à les aimer, et par raison et par une pente secrète que la nature nous a communiquée. J'avoue qu'il n'y a point au monde d'enchantemens plus violens ni plus forts que cette beauté parfaite; témoin la belle Thessalienne, qui passoit pour sorcière dans la province où elle étoit, et qui ne passa pas pour telle dans l'esprit d'Olympia, quoiqu'elle eût ensorcelé le roi Philippe son mari : cette reine connut bien que sa beauté, sa bonne grâce, sa douceur et sa complaisance étoient les seuls filtres dont elle se servoit pour charmer les hommes et ceux dont elle avoit usé pour enchanter son mari. Quand même ces femmes n'auroient que des qualités médiocres, cela suffiroit pour nous entraîner et pour nous forcer à les aimer ; elles ménageroient nos inclinations, feroient pencher notre volonté du côté qu'il leur plairoit ; et par une tyrannie secrète et aimable, elles s'empareroient de notre cœur et séduiroient notre raison, quelque résistance et quelques efforts que nous puissions faire ; c'est une puissance naturelle à laquelle nous ne pouvons résister; nous en sommes même convaincus dans la suite, et captivés dans l'absence. Mon Dieu ! quelle force est-ce là qui nous entraîne si puissamment, et qui fait même agir nos parties amoureuses, sans que nous ayons le pouvoir de les arrêter ? Je veux dire que nos parties naturelles, quelque impuissantes à l'amour qu'elles puissent être, obéissent à cette beauté qui frappe notre imagination, nous embrâse le cœur, nous échauffe, enflamme nos parties naturelles, et qui, par l'abondance des esprits qui y sont portés, les rend propres à la génération. Si Lucilie eût eu ces charmes, elle n'eût pas donné à son mari Lucrèce une boisson pour être aimée; car au lieu de lui procurer de l'amour pour elle, Lucrèce en devint si fou, qu'il se tua de sa propre main.

Césonie, femme de l'empereur Caligula,
manquoit aussi de cette beauté enchante-
resse, puisqu'elle donna à son mari un breuvage qui, au lieu de l'exciter à l'aimer, lui
causa de la rage et de la fureur. Des boissons qui excitent à aimer troublent notre
tempérament, et par-là sont opposées aux
principes de notre vie, comme nous l'avons
remarqué ailleurs ; au lieu que les remèdes
dont nous parlons sont naturels, et ainsi ne
sont point ennemis des parties principales
qui nous composent.

La complaïsance n'agit pas comme la
beauté parfaite ; ses charmes sont plus lents
et ses attraits ne nous emportent pas avec
tant de vîtesse et de précipitation : bien
qu'elle ne soit accompagnée d'une médiocre
beauté de corps, et d'un je ne sais quoi qui
est inséparable de ses mouvemens, et qui
fait agir les femmes d'une manière qui nous
plait, cependant cette force n'est pas si violente que celle qui vient de la beauté. Il
faut du temps pour aimer une femme complaisante : on observe ses actions, on regarde ses mouvemens, on considère son
humeur ; et comme elle a quelque rapport
à la nôtre, nous nous laissons aisément aller

à ce qui nous ressemble, et nous aimons
en elle ce qui est en nous. Il n'en est pas
ainsi de la beauté que nous avons décrite:
d'abord elle s'empare de notre raison, elle
fait ployer notre volonté, et nous attire
avec violence; notre sang en est promptement ému, nos esprits fortement agités,
notre imagination vivement frappée, nos
parties naturelles, quelque foibles et quelque vieilles qu'elles soient, en sont d'abord
si animées, qu'elles se trouvent alors en
état d'exécuter les ordres que la nature leur
a prescrits.

Mais comme la belle et la complaisante
ont chacune des qualités particulières qui
charment; que la première nous éblouit à
sa première vue, et que l'autre nous enchante après l'avoir examinée de près, les
sentimens se trouvent partagés sur le choix
que l'on en doit faire : car ceux qui ne se
prennent que par les yeux du corps seront
assurément pour la belle; mais ceux qui
sont surpris par ceux de l'âme préféreront
toujours la complaisante à la belle; car la
beauté, étant une qualité passagère, ne peut
pas toujours plaire, au lieu que la complaisance étant une qualité permanente; en

s'augmentant toujours à force de vieillir, les personnes sages et posées auront sans doute plus d'estime pour la complaisante que pour la belle, pourvu que celle-là ait quelque espèce de beauté. Mais si la belle est douée de complaisance, comme nous en avons fait le portrait, qui est-ce qui doutera qu'on ne la doive préférer à celle qui sera seulement complaisante, et qui manquera de ce qui est ordinairement inséparable de la beauté?

FIN DU TOME SECOND.

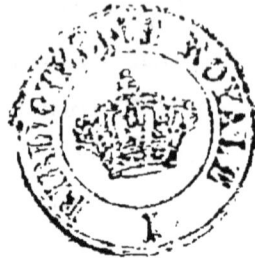

www.ingramcontent.com/pod-product-compliance
Lightning Source LLC
Chambersburg PA
CBHW060557210326
41519CB00014B/3496

www.ingramcontent.com/pod-product-compliance
Lightning Source LLC
Chambersburg PA
CBHW060557210326
41519CB00014B/3496